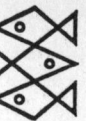

Zum Inhalt Paracelsus (1493–1541) gehört zu den wirkungsvollsten Gestalten der Medizin. Sein Werk bildet den Markstein zwischen Mittelalter und Neuzeit, er ist ein Grenzgänger zwischen Magie und Wissenschaft. »Das Buch Paragranum« (entstanden um 1530) ist die Grundlegung einer neuen Heilkunst, die auf vier Säulen beruhen soll: Kenntnis der Natur – Astronomie – Alchemie – neues Ethos des Arztberufs. Der Mensch ist kein autonomes System, sondern Kind des Makrokosmos, seine Wiederholung im Kleinen. Man soll die Schöpfung lesen, nicht die Folianten der herkömmlichen Schulmedizin. »*Alle creata seind buchstaben, des menschen herkommen zu beschreiben.*«

Die Herausgeberin Gundhild Pörksen, geb. 1943, Studium der Germanistik, Referendarzeit. Sie lebt in Freiburg/Br. als Hausfrau. Publizistisch tätig. Zuletzt: Paracelsus. Vom eigenen Vermögen der Natur. Frühe Schriften zur Heilmittellehre. Fischer Taschenbuch 4187 (1988).

Paracelsus

Der andere Arzt
Das Buch Paragranum

Eingeleitet und übertragen von
Gunhild Pörksen

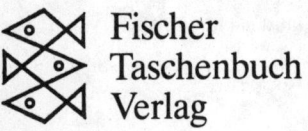
Fischer
Taschenbuch
Verlag

fischer alternativ
Programmschwerpunkt: perspektiven
Eine Reihe des Fischer Taschenbuch Verlags
Herausgegeben von Rudolf Brun

4.–5. Tausend: Juli 1991

Deutsche Erstausgabe
Veröffentlicht im Fischer Taschenbuch Verlag GmbH
Frankfurt am Main, Oktober 1990

© Fischer Taschenbuch Verlag GmbH, Frankfurt am Main 1990
Umschlaggestaltung: Peter Hajnoczky, Zürich
Gesamtherstellung: Clausen & Bosse, Leck
Printed in Germany
ISBN 3-596-10231-6

Inhalt

Vorwort
(Gunhild Pörksen) 7
Das Buch Paragranum
   Vorrede des Doktor Theophrastus 25
   Der erste Traktat
   von der *philosophia* 30
   Der zweite Traktat
   von der *astronomia* 51
   Alchimia, der dritte Grund
   der Medizin 71
   Der vierte Grund der Arzneikunst,
   der *proprietas* ist 93

Vorwort

Was soll man von einem Arzt halten, der mit wahren Schimpforgien über seine Kollegen an den Hochschulen und in allen Heilberufen herfällt, der sie mit Ausdrücken wie Hundemetzger, Lügner, Bescheißer, Hornochsen, Mörder belegt – um nur einige zu nennen – der die Schriften aller medizinischen und naturkundlichen Autoritäten seiner Zeit und der vergangenen 1500 Jahre als unwahr, als tote Buchstaben, als Schlangengezücht brandmarkt, um dann zu beteuern, der Weg, den *er* aufzeige, sei der einzig wahre, sei der grundlegende, der von Gott und der Natur vorgesehene, um ein rechter Arzt zu werden? Solch ein Mensch ist entweder verrückt und gemeingefährlich – oder genial...

Die Zeitgenossen des Paracelsus haben lauthals für die erste Version plädiert, mit einigen typischen Varianten. Sie nennen ihn z. B. den *Lutherus medicorum*. »*Darumb, ir verhoffent, Luther werd verbrennt und Theophrastus sol auch verbrennt werden...*« Man hat ihm also den Ketzertod auf dem Scheiterhaufen angeboten. Als andere Möglichkeit Verachtung, Ächtung und Haft: »*...werde ich... auf soliche verachtunge gezwungen (auch das sie mich in die insulen, Pilati Pontii genent, zu relegiren understanden)...*« Oder Schmähung durch einen öffentlichkeitswirksamen überallhin weitergereichten Schimpfnamen: »*...und mir mein taufnamen Theophrastum nemmen, denselbigen inen zulegen und aus mir Cacophrastum machen.*« Verfolgung und Hetze: »*so wird mir dasselbig hoch verarget... sie bewegent wider mich die unverstendige rott...*« Teufelsbündnis und schwarze Magie werden ihm häufig unterstellt: »*Hieraus nun ermessent, ir auditores, ir leser, ...ob ich mein grund aus doller* (= wahnsinniger) *weis hab oder aus der schwarzen kunst oder aus dem teufel, wie sie sagen.*«

Wie hat er es fertiggebracht, sich so viel Feindschaft zuzuziehen? 1493 geboren als Sohn des Arztes Wilhelm von Hohenheim in Einsiedeln in der Schweiz – der Geburtsort verhilft ihm zu dem Namen »Waldesel von Einsiedeln« – verbringt er Kindheit und Jugend in Einsiedeln und später in Villach/Kärnten, wo sein Vater bis 1534 die Stelle eines Stadtarztes bekleidet. Was seine Ausbildung angeht, so ist sie, der Zeit entsprechend, ordnungsgemäß verlaufen: zunächst Unterricht durch den Vater, den er als seinen ersten, seinen vorzüglichsten Lehrer nennt – wie vielleicht seine Gedanken über Sohn-Sein und Vater-Beerben, die er als Grundmetapher für das Verhältnis von Mikrokosmos und Makrokosmos ansieht, auch in das Persönlich-Biographische zurückreichen. Danach oder begleitend eine klösterliche Schule im Lavanttal, im Kärntischen; einige seiner Lehrer sind namentlich überliefert. In Schwaz, nahe Innsbruck, hat er nach eigenem Zeugnis eine Zeitlang als Laborant gelernt und gearbeitet unter der Anleitung von »*vil alchimisten*«. Dort wurde Silber und Kupfer abgebaut. Möglicherweise hat Paracelsus in Wien die sieben freien Künste studiert, die Voraussetzung für die Zulassung zum Fachstudium waren, und hat wohl 1513 die Medizinische Fakultät der Universität Ferrara bezogen.

Die wissenschaftliche Medizin des 16. Jahrhunderts basiert auf der sog. Humoralpathologie, die auf Empedokles und Hippokrates zurückgeht, vor allem aber von Galen (129–199 n. Chr.) systematisch ausformuliert worden ist. Der menschliche Leib wird als ausgewogene Mischung der vier Kardinalsäfte (Blut, Schleim, gelbe Galle, schwarze Galle) gedacht. Diese vier *humores* sind den vier wichtigsten Organen – Blut dem Herzen, Schleim dem Hirn, gelbe Galle der Leber, schwarze Galle der Milz – und den vier Elementen zugeordnet. Mit den Elementen verbinden sie ihre auch von Paracelsus oft erwähnten, aber in ihrer Bedeutung bestrittenen Qualitäten. Dem Blut, das im Herzen und in der Luft seine Entsprechung hat, wird die Qualität »warm« und »feucht« zugeschrieben, dem Schleim (Organ: Gehirn, Element: Wasser) die Qualitäten »feucht« und »kalt«, der schwarzen Galle (Organ: Milz, Element: Erde) »kalt« und »trocken«, der gelben Galle (Organ: Leber, Element: Feuer) die Qualitäten »warm« und »trocken«. Den vier Säften entsprechen die vier Temperamente. –

Krankheit wird im Galenischen System als Disharmonie, als Unausgewogenheit dieser vier Säfte gedacht, die Krankheiten werden nach ihren Qualitäten systematisiert, die Heilmittel ebenso, und die Therapie beruht immer auf dem Grundsatz, daß Gegensätzliches mit Gegensätzlichem angegangen und geheilt werden muß: eine »kalte« Krankheit mit einer »warmen« Arznei. Bereits Galen hat die den einfachen Heilmitteln (*simplicia*) innewohnenden wärmenden, kühlenden, trocknenden oder feucht machenden Eigenschaften entsprechend ihrer Intensität in eine Grade-Skala eingeteilt.

Diese außerordentlich komplizierte Systematik, die ich hier nur vereinfacht skizziere, wurde in ihren letzten Teilausläufern bis ins frühe 19. Jahrhundert hinein tradiert. Das Medizinstudium beinhaltete also vor allem gewaltige Massen von Lernstoffen, um zu wissen, welche Krankheit als warm, welche als kalt galt, welches Kraut als trocken oder feucht und wenn, dann in welchem Grad. Das liest sich bei Galen z. B. folgendermaßen: »Dies werfe ich nun denjenigen vor, die sich ausführlich über die Wirkung des Essigs verbreitet haben..., daß sie die Wirkungen aller einfachen Heilmittel nicht nach ihrem höheren oder geringeren Grad unterschieden haben, sondern daß es ihnen genügte, gegebenenfalls zu sagen, die einen erwärmen, andere kühlen, andere trocknen und andere machen feucht. Denn es ist nicht nützlich, wenn man dies so schlechthin erkannt hat, sondern man muß wissen, bis zu welchem Grade Flohkraut und bis zu welchem Grade Nachtschatten, Venuskamm oder Bleiweiß, Portulak und Lattich kühlen und bis zu welchem Grade Kassia und bis zu welchem Grade Zimt, Amom oder Majoran erwärmen. Ebenso darf sich aber auch bei den in ihrer jeweiligen Wirkung trocknenden oder feucht machenden Heilmitteln das Wissen nicht auf den allgemeinen Sachverhalt beschränken, sondern man muß wissen, welches von den indifferenten und mittleren der in ihren Wirkungen entgegengesetzten Mittel im ersten Grad entfernt ist, welches auf jenes folgt, und so den dritten, vierten und, wenn möglich fünften Grad unterscheiden...« (Galen, Über Mischung und Wirkung natürlicher Heilmittel, Buch I, Kap. 27)

Zur Krankheitsdiagnose diente vorrangig die sog. Harnschau: man läßt den Urin des Kranken einige Zeit stehen und beobachtet, wo sich die Niederschläge im Uringlas ablagern, um davon her auf den Ort der Erkrankung zu schließen. Paracelsus macht sich nicht nur im Paragranum über dies »Seich-Besehen« lustig.

Jedenfalls hat er in Ferrara die ordnungsgemäßen Examina abgelegt und ist zum »*Doctor beder arzneyen*« – also für innere Krankheiten und für sog. Wundkrankheiten – promoviert worden. Belege dafür existieren keine, doch ist die Tatsache selbst von den Zeitgenossen nicht angefochten worden und kann deshalb als bewiesen gelten.

Die folgenden acht Jahre sind Wanderjahre, deren Stationen man allenfalls durch einige weitverstreute Aussagen und durch Bemerkungen wie »*ist zu Rodis ein gemeiner brauch*« (das ist allgemeiner Brauch auf Rhodos) in etwa rekonstruieren kann: ein Landfahrer, ein Vagant also, wie es ihm die Zeitgenossen ganz zurecht vorhalten. Aber was war der Sinn dieses Wanderns über Berg und Tal? Er habe sich nicht allein den Lehren, Schriften und Büchern der Hohen Schulen ergeben wollen, sagt Paracelsus später, er habe den *Grund* gesucht und sei also gewandert, und habe an allen Enden und Orten fleißig und emsig nachgefragt, nachgeforscht, um sichere, auf Erfahrung und Wahrheit beruhende Kenntnisse in der Arzneikunst zu erwerben. Und er erinnert an die Königin von Saba, die vom Ende des Meeres gekommen sei um der Salomonischen Weisheit willen. Die Weisheit sei ein Geschenk Gottes, und an dem Ort, wohin er sie verliehen habe, solle man sie suchen. Gottes Gaben müsse man nachgehen bis dahin, wo sie lägen. Wenn das aber notwendig sei, »*wie kan man dan einen verachten oder verspeien der solches tut?*«.

»Kunst« – Weisheit, Wissenschaft, Handwerkliches – hat Paracelsus nach eigener Aussage bei unzähligen Menschen gelernt, nicht nur von den vielen nichtakademischen, von der Zunft halbverachteten Heilberufen, nicht nur bei Alchimisten und Schwarzkünstlern, alten Weibern und Handwerkern, Schäfern und Zigeunern, nicht nur in Klöstern, bei Hoch und Nieder, bei Klugen und Einfältigen, sondern zuerst und zuletzt bei der Natur, »*die natur ist der weisheit voll...«, »die natur ist der arzt, du nicht...«; »dan alle ding eröffnet die natur...«; »die deutliche natur...«; »das liecht der natur...«.* Paracelsus sucht den Grund der Arzneikunst auf seinen Wanderungen und hat ihn offenbar in so vielen Jahren, in so vielen Ländern gefunden oder jedenfalls weit mehr als das, was die Hochschulen zu bieten hatten.

1524 will er sich in Salzburg als Bürger der Stadt, als Arzt niederlassen. Er schreibt seine Erfahrungen nieder, z. B. die »Elf Traktat vom Ursprung, Ursachen, Zeichen und Kur einzelner Krankheiten«. Er beginnt mit der Wassersucht. Zur Krankheitsursache stehen dort folgende Sätze: »*Drei ding seind do zu wissen, des himels kraft, die irdisch natur und der microcosmus. den himel, als ein zweifachen werkman, sichtbar und unsichtbar, die irdische natur als ein natur, die on den himel gar nichts ist, und den microcosmo als den, der da leidet. der himel ist zwifach, die erde ist zwifach, einfach aber ist der mensch und ist in der unsichtbarn das subject und das do entpfecht.*« (Sudhof, 1. Band, S. 3 f.)

Er hat, so scheint es, auf seinen Wanderungen andere Augen bekommen, die sich nicht mehr an dem ausgestalteten und lange tradierten System, schwarz auf weiß nachzulesen, mit berühmten Namen und Buchtiteln als Unterpfand der Richtigkeit, zufriedengeben wollen. Er fängt an, die Kategorien der vier Säfte, der vier Qualitäten, der vier Temperamente als »grundlos«, als nur auf dem Papier stimmig anzusehen und ihnen einen anderen Grund entgegenzustellen: Wie außen, so ist es innen. Wie im Makrokosmos, so ist es im Mikrokosmos. Und daß etwas *unsichtig* (unsichtbar) ist, macht es nicht um ein Gran weniger wirklich. Eher im Gegenteil!

In Salzburg hat Paracelsus zu den aufständischen Bauern gesprochen, »aus dem Evangelium«, wie er behauptet. Man wirft ihm vor, er habe den Aufruhr geschürt. Er muß fliehen. Die Stadt konfisziert seine zurückgelassene Habe.

In Straßburg bemüht er sich ein zweites Mal um Bürgerrecht und Niederlassung. 1526, im Spätjahr, wird er dort ins Bürgerbuch der Stadt eingetragen. Offenbar geht ihm ein großer Ruf als Arzt voraus, denn ehe er sich in Straßburg recht etabliert, zieht man ihn bereits nach Basel. Der Buchdrucker Johann Frobenius, Freund und Verleger von Gelehrten wie Erasmus von Rotterdam und Oekolampadius, von Malern wie Hans Holbein und Urs Graf, wird sein Patient. Seine aufsehenerregende Heilung bildet den Anlaß, daß Paracelsus zum Stadtarzt und Professor in Basel berufen wird. Die Zeit, die Paracelsus in Basel verbringt, ist die am besten dokumentierte Zeit seines Lebens. Es handelt sich um eine Spanne von elf Monaten.

Er hat nun die Möglichkeit, sowohl in der Praxis – und große Namen finden sich unter seinen Patienten, selbst Erasmus hat ihn konsultiert – als auch in Theorie und Lehre seine Gedanken und Erfahrungen darzustellen, auf eine Erneuerung und Erweiterung der Heilkunst zu dringen, seine Beobachtungen über die Wirkung von Arzneimitteln an den Mann, d. h. an den Apotheker zu bringen. Als Stadtarzt hat er die Aufsicht über die Basler Apotheken. Eine Traumstellung. Eine Stellung, die dem vierunddreißigjährigen Arzt endlich Einfluß und die Möglichkeit zu wirken verspricht. Aus der Vehemenz, mit der er sich in seine neuen Aufgaben stürzt, kann man ermessen, wie bis zum Bersten erfüllt er davon gewesen ist, hervorzutreten und einen neuen Tag einzuläuten. Im Sommersemester 1527 liest er an der Basler Universität eine Vorlesung in der Sprache der gelehrten Welt, Latein, eine zweite, über Wundarznei, in deutscher Sprache. Das ist ein Fanfarenstoß. Anfang Juni bringt er ein Flugblatt heraus, ein lateinisch formuliertes, also sich an die Akademiker richtendes Programm, das die bisherige medizinische Tradition der Hochschulen und Arztpraxen in Frage stellt und neue Forderungen, wie der Arzt sein und was er lernen soll, programmatisch formuliert: »Nicht Titel und Beredsamkeit, nicht Sprachenkenntnisse, nicht die Lektüre zahlreicher Bücher ... sind Erfordernisse eines Arztes, sondern die tiefste Kenntnis der Naturdinge und Naturgeheimnisse ...«

Im Johannisfeuer auf dem Marktplatz verbrennt Paracelsus öffentlich ein medizinisches Kompendium. Spätestens seit jenem 24. Juni 1527 wendet sich die Universität gegen ihn. – Die nächste Fanfare ist seine Eingabe an den Magistrat, in der er die seiner Aufsicht untergebenen Apotheker der Stadt wüst anklagt, ihre schamlose Gewinnsucht, ihre haarsträubende Unkenntnis, die abenteuerlichen Zustände in den Apotheken benennt und Überwachung fordert. Damit hat er nicht nur den Lehrkörper der Universität, sondern auch alle Apotheker Basels gegen sich. Eine Verleumdungskampagne setzt gegen ihn ein. Frobu, sein Gönner, stirbt an einem Schlaganfall. – An den Basler Kirchentüren wird ein Pamphlet in lateinischen Hexametern ausgehängt mit der öffentlichen Schmähung des – darin so umgetauften – Cacophrastus, dem man alle Kenntnisse und allen Verstand abspricht, dem man den Beruf des Schweinehirten vorschlägt oder nahelegt, sich aufzuhängen. – Der Schlußakt ist ein Rechtshandel, der ihn aus dieser hoffnungsvollen Stelle vertreibt. Paracelsus hat eigene Gedanken über das Thema Arzt und Geld gehabt. Er trennt den Akt des Heilens vom Verdienen bzw. prägt ihn sozial um: verlangt viel Honorar von den Reichen und keines oder fast keines von den Armen. Vor dieser Folie muß man die Vereinbarung mit einem Basler Domherren sehen, daß dieser im Falle der Heilung ein außerordentlich hohes Honorar an Paracelsus zahlen müsse. Der Domherr sagt es zu, wird gesund und bricht die Vereinbarung. Paracelsus geht vors Gericht, das seine Klage ablehnt. Paracelsus verunglimpft das Gericht und muß Basel fluchtartig verlassen.

Was bleibt ihm übrig, als wieder auf Wanderschaft zu gehen? Elsaß, Schwaben, Nürnberg... »Wahrheit trägt Haß ein«, ist sein Resümee der Basler Erlebnisse. Seinen Beruf als Arzt kann er überall ausüben, doch zugleich formuliert er immer klarer seine größere Aufgabe, eine andere Medizin zu begründen, beruhend auf der Kenntnis der *mysteria naturae* und nicht auf papierenen und verdorbenen Überlieferungen. Also sucht er sich ein neues Forum. Er schreibt. Er diktiert. Er versucht, als Autor das medizinische Paradigma seiner Zeit zu entthronen. Von 1526 an entstehen in rascher Folge Schriften auf den unterschiedlichsten Gebieten: Traktate zu häufig auftretenden Krankheiten; eine Schrift zu den sog. Wundkrankheiten; Auslegungen der Psalmen Davids; Grundlehren – *archidoxis* – die *mysteria naturae* betreffend, Grundlage seiner Alchimie; Schriften über Heilpflanzen, Mineralien, Heilwasser und Bäder; verschiedene Bücher zu der Europa verheerenden »französischen Krankheit«, der Syphilis; Astrologisches. In Nürnberg erhält Paracelsus die Druckerlaubnis für zwei seiner Syphilis-Schriften, in denen er mit dem gängigen Heilmittel, dem aus Mittelamerika importierten Guajakholz ins Gericht geht. Damit ruft er die »Pharmaindustrie« seiner Zeit auf den Plan, in diesem Fall das Handelshaus Fugger in Augsburg, Hauptimporteur der Guajakrinde. Das Haus Fugger hat gute Verbindungen zur Hohen Medizinischen Fakultät der Universität Leipzig. Diese beantragt ein Druckverbot für weitere Schriften des Paracelsus, das der Rat der Stadt Nürnberg ausspricht.

Frühjahr 1530, Entstehungszeit unseres Textes: der Bahnbrecher einer umstürzlerisch neuen Medizin ist nirgendwo Bürger, bekleidet kein universitäres Amt, hat keine Anstellung an einem Fürstenhof inne und besitzt keine Möglichkeit mehr, jedenfalls auf Jahre, das, was er nicht vom Katheder herab sagen darf, durch Druck zu verbreiten. Er liegt auf den Landstraßen, lebt als Gast oder in Wirtshäusern. Ist ein frommer Mann. Er hat ein zorniges Gemüt, ist aufbrausend und, nach dem Zeugnis mancher Zeitgenossen, trunksüchtig, lebt unter Gesindel. Schmähliche Ausdrücke heften sich an seine Person. Wenn man hinschaut, wie oft er selbst den Namen Cacophrastus aufnimmt – *»wie gefelt euch der Cacophrastus?«* – ahnt man, wie ihn dieser Name verletzt hat.

In dieser Lage also schreibt er *»Das Buch Paragranum«*, und zwar in mehreren Anläufen. Wenn er eine hätte, müßte man sagen, er schreibt es für die Schublade, er schreibt es, um sich frei- und klarzuschreiben; er schreibt, weil er muß. Denn gedruckt wurde das Paragranum, wie die allermeisten seiner Werke, erst nach seinem Tod. Adam Bodenstein hat es 1565 erstmalig herausgebracht, danach Johann Huser in seiner großen Paracelsusausgabe, die 1589–1591 erschienen ist. – Auf diesem Lebenshintergrund muß man die Vorrede, muß man die Polemik, die diese und fast alle seiner Schriften durchzieht, lesen.

Sein Leben wird sich, was die Gunst der Umstände angeht, auch nicht mehr grundlegend ändern. Sein *»beweglich wesen«*, sein *»peregriniren«* führt ihn in die Schweiz, nach Südtirol, nach Ulm, nach Preßburg, Villach, Klagenfurt und im Jahr vor seinem Tod nach

Salzburg. Daß er als Arzt praktiziert hat, belegen einzelne Konsultationen, ärztliche Ratschläge und der die Jahrhunderte überdauernde Ruf. Wahrscheinlich ist, daß er sich einige Jahre überwiegend oder ausschließlich mit theologischen Fragen und Arbeiten beschäftigt hat. Kurt Goldammer, der Herausgeber der »theologischen und religionsphilosophischen Schriften« des Paracelsus schreibt über diese Jahre (wohl ab 1532ff.): »Möglicherweise hat er damals aufgeschlossene und bewegte Menschen gefunden, die auf ihn hörten, die für ihn eine Gemeinde und für die er eine Autorität wurde. Er muß sich vorübergehend als eine Art von Prediger oder Apostel gefühlt haben. Er war auf der Suche nach der wahren Kirche Christi.« (Paracelsus. Vom Licht der Natur und des Geistes. Hrsg. von Kurt Goldammer, Stuttgart 1960) – Theologisches, Neutestamentliches, der Arzt als Apostel, Metaphysisches, Lobpreis der göttlichen Dreieinigkeit, Lobpreis der Schöpfung, des Makrokosmos und des Kleinods Leib – ganz zu schweigen von der unsterblichen Perle in diesem Kleinod, der Seele – sind Grundlagen seiner Naturwissenschaft, seiner Medizin, seiner Alchimie.

So unsicher seine Stellung in der Welt war, so fragmentarisch seine Lebenswege heute nachzuzeichnen sind, so sicher war sich Paracelsus seiner Mission: »*den wer ist ie gewesen, der den menschen als ein menschen fürgenommen?*«, »*mich hat nicht der himel zu einem arzt gemacht, got hat mich gemacht...*«, »*ich werde grünen und ir werdet dürr feigenbaum werden...*«; »*und mein geschrift beweist, das ich 600 inventiones hab in disem buch, welcher keine, die wenigst oder merist, von keim alten oder neuen philosopho oder medico gehalten oder zugelassen wird...*«; »*uber das alles meine secretarii bezeugen, das solches vom mund get und in zehen jaren kein buch gelesen offentlich ist...*« Am 24. September 1541 hat Paracelsus, wie es auf seinem Grabstein in Salzburg heißt, das Leben mit dem Tod vertauscht.

»Das Buch Paragranum« stellt die vier Säulen der Medizin, der Arzneikunst, dar, d. h. das vierfache Fundament, von dem aus der Arzt den Menschen ansehen soll. Es behandelt Kapitel der Menschenkunde des Paracelsus, die in vielen seiner medizinischen Schriften Haupt- oder Nebenthema sind. Wie der Zimmermann das Bauholz, so muß derjenige, der über den Menschen Aussagen macht, das Zeug kennen, aus dem der Mensch gemacht ist, heißt es in der *Astronomia magna*. »*dan wie kan ein zimmerman ein haus machen und nicht vorhin das holz erkennen? nachfolgend so kan er sovil als im zustehet, das haus aus dem holz urteilen, dan es muß allemal das letzt sein verstant aus dem ersten nemen...*« So unbezweifelt Paracelsus weiß, daß den Menschen sein Unsterbliches – die Seele, das »*biltnus*« – vom Tier unterscheidet, so sicher ist er dessen, daß ihm als Arzt die Obhut über den sterblichen Leib anbefohlen ist. Der Leib ist erschaffen, ist der adamische Leib. In den medizinischen Schriften gilt an den allermeisten Stellen: wenn Paracelsus vom »Menschen« spricht, bezeichnet er den sterblichen Leib des Menschen damit. So verhält es sich auch im Paragranum. Das Reich des Arztes, ist das Reich des »Natürlichen«, nicht des Übernatürlichen.

Durch göttliches Schöpferwort ist aus dem Nichts ein Anfang erschaffen worden, in dem alles – alle Geschöpfe, alles, was *materia* wird, was Leib wird – enthalten war, ohne daß dieser Anfang – Iliaster – selbst *materia* oder Leib gewesen wäre. Aus dem Iliaster gebären sich durch wunderbare *separatio* (Scheidung) nacheinander die vier Elemente, zunächst die oberen: die Luft, die alles umschließt, das Feuer, aus dem das Firmament hervorgeht, sodann die unteren: Wasser und Erde. Im Verlauf der gewaltigen Schöpfungstage erzeugen und gebären die Elemente als Matrix ihre Kinder und Früchte, gebären alles, was wir als Natur, als Gestein, Pflanze, Tier, Stern wahrnehmen. Der Erschaffer der Welt hat am sechsten Schöpfungstag aus dem Makrokosmos einen Auszug gemacht – göttliche Alchimie! – und aus diesem »Zeug« den Menschen, das will heißen seine Leiber geformt. Die unteren Elemente sind der Stoff zum Leib aus Fleisch und Blut, die oberen geben das unsichtbare Material zum »gestirnten« Leib, zum »Astralleib«. Will man sie in ihrer Zweieinigkeit beschreiben, so zeigt sich, daß sie beide sterblich sind und sich in ihrer Herkunftssphäre wieder auflösen. Der Astralleib geht in den Himmel, den nicht metaphysischen Himmel, in Feuer und Luft, und der sog. »elementische

Leib« wird wieder zu Erde und Wasser. Der elementische Leib ist so etwas wie das Spiegelbild des unsichtbaren Leibes.

In fast jeder seiner Schriften verwahrt sich Paracelsus wütend gegen die traditionelle medizinische Auffassung seiner Zeit, daß der Körper ein System von Säften und Qualitäten sei; so wie *er* die Herkunft des Menschen beschreibt, ist der Mensch kein autonomes System, sondern Kind des Makrokosmos. Alles Makrokosmische befindet sich in seinem Leib auch! Alles wirkt in seinem Leib auch! Sterne ziehen am Himmel ihre Bahn wie im astralen Leib – und »spiegeln« sich in den Organen des Leibes aus Fleisch und Blut.

Pflanzen, Metalle, Steine sind imstande, Arznei zu sein, weil sie außen und innen, in der großen Welt und im Menschenleib sind. Was zur Brennessel, was zum Talk, was zum Blitz geführt hat, gibt es auch im Menschen. Der Mensch ist mit allem, was den Kosmos erfüllt und in ihm lebt, erblich ausgestattet. Wollte man nur vom sichtbaren System, dem elementischen Leib und seinen funktionierenden Organen, ausgehen, geriete man auf ein Feld, das Paracelsus Spekulation, *fantasei*, nennt. Er strebt danach, mit einer am Makrokosmos orientierten empirischen Methode Aussagen über den Leib zu machen. »*alle creata seind buchstaben, des menschen herkommen zu beschreiben.*« Man muß die Schöpfung lesen, nicht Galen. Auf diesem Fundament errichtet Paracelsus die vier Säulen der Arzneikunst.

Die *philosophia* ist die erste Säule. Der Arzt muß von der Natur lernen. Er soll sich darin unterrichten, was ihm die beiden unteren Elemente, Erde und Wasser, mitsamt ihren mannigfaltigen Früchten oder Geburten mitteilen. Wenn er beispielsweise Brennessel und Eisen betrachtet, die Kinder von Erde und Wasser sind, soll er sie auch in den oberen Elementen aufsuchen, als Himmelstau und Mars, Früchte der Luft und des Feuers. Die vier sind eins, haben *eine* Tendenz, *eine* Wirksamkeit und unterscheiden sich nur in ihrer Gestalt. Der Terminus *anatomei* bedeutet bei Paracelsus nicht etwa die durch Leichenöffnung erworbenen Kenntnisse, die sein Zeitgenosse Andreas Vesalius 1538 in einem anatomischen Atlas dargestellt hat; *anatomei* ist am Makrokosmos zu erlernen und soll dem Arzt »ein-gebildet« sein. Er soll im vierelementischen Kosmos das vierfach aufsuchen, was beispielsweise dem Hirn des Menschen zugehört, ihm dienlich und heilend ist. In diesem Sinne soll Gleiches mit Gleichem geheilt werden! Nicht etwa Menschenhirn mit Schweinehirn, sondern Hirn des Menschen mit dem, was makrokosmisch Hirn ist.

Die zweite Säule handelt von der *astronomia*, wendet sich also vorrangig der oberen Sphäre und dem gestirnten, dem unsichtbaren Leib zu. Das wird gleich anfangs deutlich, wenn Paracelsus den Arzt belehrt, die Organe im Menschenleib so anzusehen wie die oberen Gestirne. Er soll sich nicht durch die »*irdisch art*«, daß nämlich die Organe aneinanderhängen, durch Adern verbunden sind etc., irritieren lassen, sondern ihr unsichtbares gestirnhaftes freies Schweben wahrnehmen. Das ist eine extreme Gegenposition zur Anatomie: Fleisch und Blut und Adern verstellen und verfälschen den Blick! – Der Himmel wirkt auf den Menschen ein, das ist die Überzeugung. Wie das vonstatten geht, wird ausführlich begründet und erklärt. Es liegt ein auf die Gestirne gerichtetes Anziehungsvermögen im Leib. »*...der leib zeucht den himel an sich.*« Paracelsus sieht die Welt durchwirkt und durchströmt von anziehenden, magnetischen Kräften. Magnetismus ist ein Schlüssel zu seiner Weltsicht. Das, was anzieht im Leib, ist das von den Gestirnen Ererbte. Anziehungskräfte liegen dem Essen, dem Trinken, dem Atemholen zugrunde. Der Mensch »ernährt« sich im weitesten Sinn aus seiner Herkunftssphäre. Wie er zu einem Teil aus der Erde stammt, muß er von der Erde essen, wie aus dem Wasser, muß er Wasser trinken, wie aus der Luft, so hat er die Luft nötig und zieht sie beim Atmen ein. Ebenso aus Hunger und Durst des gestirnten Leibes, die nur vom Ursprung befriedigt werden können, zieht er den Himmel an. Damit zieht er aber sowohl Krankheit als auch Gesundheit an, denn viele Krankheiten werden vom Himmel verursacht. Krankheit wird als »*geist*« verstanden, nicht als »*corpus*«. Sie äußert sich sichtbar und ist unsichtbar. Man kann Krankheiten nicht durch Purgieren aus dem Körper herausschaffen, meint Paracelsus, denn sie sind nicht stofflich. Er propagiert ein ganz anderes Vorgehen: Geist gegen Geist. Wie das konkret aussehen soll, darüber belehrt er im dritten Traktat, indem er die Säule *alchimia* darstellt.

Die Natur selbst macht die *alchimia* nötig, da sie nichts an den Tag gibt, was für den Gebrauch des Menschen ganz und gar vollendet wäre: der Mensch muß es vollenden. Alle Handwerker, Kürschner und Weber, Bäcker und Winzer, sind Alchimisten. Sie nehmen Schafshaut, Wolle, Korn und Trauben und bereiten sie eigens für den Menschen zu, bis die natürlichen Gaben als Pelz, Gewebe, als Brot und Wein vollendet sind. In der Natur lassen sich überall Vervollkommnungsprozesse wahrnehmen. Der Sommer bringt die Früchte zum Reifen. Reifung, Vollendung, Steigerung zur höchsten innewohnenden Möglichkeit gehören in das Reich des Himmels. Das gilt für alle natürlichen Dinge und erst recht für alles, was als Arznei gebraucht werden soll. Arznei muß so bereitet werden, »*das zu gleicherweis die arznei durch den himel werd gemacht*«. Arznei muß sich dem Willen des Himmels gefügig erweisen, denn der Prozeß der Heilung steht unter der Herrschaft der Gestirne. Damit sich die Arznei aber durch den Himmel führen läßt, muß der Arzt durch alchimistische Scheidung den Erdenanteil von ihr nehmen. Was bleibt, ist nicht *corpus*, ist nicht *materia*, ist vielmehr reine Tugend und Kraft. »*Arcanum*« heißt das Paracelsische Wort. Dies *arcanum* hat keine Schwere, die Gestirne können es führen wie der Wind eine Feder. Es ist die höchste Steigerung eines Naturdinges, das sich durch den alchimistischen Prozeß von allem entledigt hat, wodurch es irdisch und stofflich war. Es ist aufgestiegen in eine erhöhte Existenz. – Der Arzt muß die Techniken der Alchimie beherrschen, mit seinem Feuer im Athanor Reifungs- und Vollendungsprozesse hervorrufen als Nachahmer dessen, was ihm die Gestirne vorahmen. Die *mysteria* der Natur soll er kennen, ein *erfarner der natur* sein. Das was die Natur von einer Stufe zur andern zusammengesetzt und vorangetrieben hat, muß er, die Stufen zurückschreitend, wieder auflösen, um zum Geist, zu den Kräften und Arcanen zu gelangen, die am Anfang der Verstofflichung und Verleiblichung der Welt standen.

Will man diese Gedanken nachdenken, so kommt man von selbst zum vierten Grund der Arzneikunst. Die vierte Säule ist der

»andere« Arzt. Alles soll im Arzt selber seinen Anfang nehmen... Es wird einem von Seite zu Seite, von Satz zu Satz immer deutlicher, daß zur Aneignung der anderen drei Gründe sich derjenige ändern muß, der sich damit ernsthaft beschäftigt. Es ist folgerichtig, daß der vierte Grund als einer beschrieben wird, »*der da diene auf die drei, das ist, der die drei in seinem grund innen halt und trage nach dem willen gottes*«. Schon bei der *philosophia* z. B. stellt man sich die Frage, wie die Wahrnehmungsorgane beschaffen sein müssen, die Paracelsus für die sichtbare Welt fordert. Ferdinand Weinhandl spricht in seiner Schrift »Die Philosophie des Paracelsus« (Stuttgart 1944) von »dynamischem Sehen« und stellt dies in innere Nähe zu Goethes Naturbetrachtung. Muß einer, der sich in so verstandener Wissenschaft, »Empirie«, in einer derart beschaffenen »Kunst« schult, dessen Erkenntnisse die Basis seines starken Glaubens sind, der die menschlichen Leiber für ein Kleinod hält und weiß, daß die unsterbliche Seele noch weit darüber hinausreicht, nicht auch ein Bild vom Arzt entwerfen, das Tradition und Realität seiner Zeit sprengt? Der Arzt muß wachsen, muß von Kind an mitwachsen. Die bloße Wissensansammlung in einer verknöcherten, gelehrten Konstitution macht keinen Arzt. Der Arzt soll der Wahrheit dienen, soll den Kranken lieben und ihm treu sein. Er soll kunstreich sein. Kunstreich! Man lese einmal im vierten Traktat nach, was Paracelsus darunter versteht – Elementarwesen und Handwerke, Wundsegen, Gifte, Bedeutung und Wirkung von Farben, um nur einiges zu nennen, werden darunter subsummiert.

Der vorliegenden Ausgabe des »Buches Paragranum« liegt die von Karl Sudhoff im 8. Band der »Sämtlichen Werke« edierte »Letzte Bearbeitung in vier Abschnitten« zugrunde. Die im Vorwort zitierten Sätze entstammen ganz überwiegend den Entwürfen und ersten Ausarbeitungen des Paragranum. Nur ausnahmsweise hat Paracelsus frühere Formulierungen in den späteren Text übernommen. Man erkennt daran sein reiches sprachliches, stilistisches und poetisches Vermögen.

Meine Absicht war, diesen auf weite Strecken oft schwer zu fassenden Text lesbar und, mit allem Vorbehalt, verstehbar zu machen. Im allgemeinen habe ich mich möglichst wenig von der lebendigen, oft ganz mündlichen Syntax entfernt und versucht, einen dem alten Text ähnlichen Sprachklang herauszubekommen. Oft wird der Leser, der Hörer direkt angesprochen, und zwar mitten im Argumentationsfluß, oder die Gedankengänge werden von Ausrufen, Fragen, von Polemik durchsetzt. Die Übersetzung kann, wenn man den »originalen« Paracelsus lesen möchte, Satz für Satz Lesehilfe geben. I. a. habe ich die eingestreuten lateinischen Termini belassen und erläutert. Eine Ausnahme bildet ein bestimmter Typ von Schimpfwörtern wie *»cornuten, beanen, schüzen, bachanten«*, mit denen Paracelsus Mediziner und medizinische Schriftsteller aller Zeiten belegt. Sie gehen zurück auf die verschiedenen Grade des damaligen Schul- und Universitätssystems und bezeichnen die jungen Schülerlein und Studentlein, die z. T. fahrende Schüler, also *bacchari* sind (das bedeutet »durchs Land laufen und betteln«), die allesamt blutige Anfänger sind und sich die Hörner noch nicht abgestoßen haben. Diese Wörter habe ich ersetzt durch sprechendere Ausdrücke wie Stümper, Bettelstudenten, Hornochsen etc. – Einige wiederkehrende Vokabeln wie *philosophei, alchimei, astronomei* etc. habe ich absichtlich in dieser heute ungebräuchlichen Schreibung stehenlassen. Die Paracelsische *philosophei* hat zwar viele Aspekte, die auch in dem, was wir als Philosophie bezeichnen, enthalten sind, aber sie ist in keiner Weise identisch damit: *philosophei* ist Naturwissenschaft, Naturkunde, Naturphilosophie, wobei auch das, was das 16. Jahrhundert und Paracelsus insbesondere unter »Natur« verstehen, sich mit neuzeitlichen Vorstellungen von »Natur« niemals deckt. Die Schreibung soll jedenfalls das zu schnelle Verstehen behindern. Denn man lernt eine andere Weltsicht im Paragranum kennen.

»... werd ich geursacht, hie das buch Paragranum zu schreiben, darin ich tractir den grund aus dem ich schreib, den grund on den kein arzt wachsen mag, darin ich mich sovil entplös, das endlich mein herz meniglich sol geoffenbart werden...« (Frühjahr 1530, aus der ersten Vorrede zum Buch Paragranum).

Paracelsus

Das Buch Paragranum

Vorrede
des Doktor Theophrastus

Nachdem ich, bezwungen von der Not, einige medizinische Bücher hab erscheinen lassen – nämlich über die *pustulae*, d. h. über die Franzosenkrankheit (Syphilis) – ist mir das zum Argen ausgelegt worden, was ich aufgrund von höchstem Fleiß und größter Erfahrung niedergeschrieben und offen dargelegt habe, das Augenmerk auf Nutzen und Hilfe für die Kranken gerichtet; das nehme ich zum Anlaß, Betrug und Irrtümer derjenigen aufzuzeigen, die auf diesem Gebiet weder etwas können noch verstehen und doch alle andern verachten.

Nun hab ich etwas geschrieben – was sie zu viel nennen, nenn ich zu wenig – nämlich über das Holz (Guayakholz, ein Syphilisheilmittel) und drei Bücher über *imposturen* (eitrige Beulen) und das, wovon ich leicht ein längeres Buch hätte schreiben können – und das ist die reine Wahrheit –, das hab ich kurzgehalten und das meiste, und viel Schändliches darunter, verschwiegen, nämlich die Dummheit und Einfältigkeit der Doktoren und der Meister. Da ich das so kurz abgemacht habe, klagen sie, es sei zu wenig, niemand könne es verstehen. Wenn es also zu wenig ist, werd ich gezwungen, mehr zu schreiben und längere Bücher zu machen, weil sie behaupten, ich schriebe viel zu wenig. Ich nehme an, sie möchten, daß ihre Torheit und Gelehrtheit klar an den Tag kommen. Dazu will ich ihnen verhelfen.

Obgleich sie zu verstehen geben, wenn man die Wahrheit an den Tag bringen wolle, dann sei schon genug geschrieben, was ihre Frömmigkeit, Gelehrtheit und Kunst betreffe, nur in meiner Lehre wollten sie mehr unterrichtet werden. Es kann aber keins vom andern getrennt werden, sondern beides muß miteinander abgehandelt werden, damit nicht nur eins, sondern beides verstanden wird, wenn auch ihre Absicht nur auf das eine ausgeht und nicht auf das andere.

Daß sie mirs verargen, was ich schreibe, kommt aus ihrem Unverstand, denn ich hab, wie es meine Schriften beweisen, nie über etwas, das nicht auf Grund und Erfahrung beruhte, geschrieben. Daß sie über mich zetern, hat die Ursache darin, daß ich sie mitten ins Herz treffe, wenn ich sage, daß sie nichts wissen oder verstehn von dem, was einen Arzt ausmacht. Darum, weil ich nicht aus ihrer Schule komme und wie sie rede, solls falsch sein, während mich das dazu zwingt, anzunehmen, daß *sie* an der falschen Tür Einlaß gefunden haben.

Wenn ich derartiges schreibe und schreiben muß, kann ich der Wahrheit nicht beipflichten, die die Alten oder die Jungen vorbringen und bin also gezwungen, gegen sie zu sein und nicht im Verein mit ihnen, wenn anders ich die wahre Arzneikunst zur Betrachtung vornehmen und beschreiben will. Bin gezwungen, nicht nur die Schüler, sondern Meister und Schüler und die Lehrer der Meister und Schüler alle zusammenzunehmen und ihnen, nachdem sie solche Schreihälse sind, vorzuhalten, was die *Arzneikunst* ist, und dann, was *sie* sind! Denn es ist ebenso nötig, ihr Geschrei zu entlarven wie ihre Kunst.

Will ich aber den Grund in die Arzneikunst einführen, so muß ich die Dinge betrachten, die den Grund geben. Denn ich bin gezwungen, allen Grund auf die *philosophei*, die *astronomei* und die *alchimei* zu setzen, ihn daher zu nehmen und darauf zu fußen. Da sind sie nun Verächter dieser drei Fundamente – Verächter der *philosophei*, Verächter der *astronomei*, Verächter der *alchimei*, kläffen gegen diese Künste wegen nichts anderem, als weil sies nicht können und sich dessen schämen. Damit sie mit Ehren auf ihrem Stückwerk bestehen bleiben können, überreden sie die armen, einfachen und naiven Leute, das sei nur Narrenwerk und sonst nichts, und dabei sind sie selber Narren und Esel und Nichtse, gleichen den Juden und Pharisäern, die meinten, der Himmel gehöre ihnen, und denjenigen, dessen er war, nämlich Christi, den haben sie verachtet. Genauso sind auch die Ärzte, die von den Hohen Schulen kommen, und die Bader und die Scherer. Deshalb stell ich sie auf eine Stufe mit den *parfotten* (Barfüßer) und Holzschuhmachern, die kennen auch nichts als Schreien,

Schimpfen, Lästern, ohne Hemmung. Derartige Schreier sind diese Ärzte auch.

Wenn man aber den Grund betrachtet, wo ist derjenige, der Arzt sein kann ohne diese drei? Der nicht zugleich ein *philosophus*, ein *astronomus*, ein *alchimist* ist? Nirgends! Er muß erfahren sein in diesen drei Dingen, denn auf sie gründet sich die Wahrheit der Arzneikunst. Was *astronomei* ist, das wissen sie nicht; was *philosophei* ist, das wissen sie nicht, was *alchimei* ist, das wissen sie auch nicht. Von diesen drei höchsten Dingen wissen sie nichts, deshalb verachten sie sie; und weil ich diese drei gebrauche, werde ich von ihnen verworfen. Mich hat noch keiner verworfen, außer vielleicht einem blutigen Anfänger, der sich die Hörner noch nicht abgestoßen hat – und das seid ihr allesamt! Denn die Anfänger wissen nichts von solchen Dingen und ihr auch nicht. Ihr seid wie sie. Von außen seht ihr wie Ärzte aus, schön gemalt mit euren Kleidern, aber innen seid ihr Krämerseelen, stinkende Kadaver, angemalte Ölgötzen.

Damit ihr mich versteht, wie ich den Grund der Arzneikunst herleite – und worauf ich bestehe – nämlich von der *philosophei*, zweitens von der *astronomei*, als drittes von der *alchimei* her, paßt nur gut auf! Denn ihr müßt euch auf diesen Gebieten kundig machen, sonst merken es schon die Bauern auf den Dörfern, daß ihr – ohne diese Drei – nichts als Bescheißer seid, Betrüger von Fürsten, Herren, Städten und Ländern, und daß all die Zucht und Ehre, die euch erwiesen wird, nur Idioten und Angebern und Speichelleckern zuteil wird. Merkt euch, welche Stellung ich diesen Drei anweise, denn ihr könnt ihnen keine andre anweisen. Ihr nämlich müßt mir nach, mit eurem Avicenna, Galen, Rhases etc. (medizinische, naturwissenschaftliche und philosophische Autoritäten) und ich nicht euch! Ihr mir nach, ihr von Paris, von Montpellier, von Salerno, von Wien, von Cöln, von Wittenberg und ihr andern allesamt und sonders, und keiner ist ausgenommen oder kann gleich im hintersten Badwinkel sitzen bleiben; ich bin der Monarch, und ich leite die *monarchei* und gürte euch die Lenden.

Wie wird das euch Hornochsen schmecken, daß Theophrastus Fürst der *monarchei* sein wird? Und ihr *calefactores* (Ofenheizer), wie kommt euch das vor, wenn ihr euch auf meine *philosophei* einlassen müßt und auf euren Plinius und Aristoteles scheißen, auf euren Albertus, Thomas, Scotus (medizinische und naturwissenschaftliche Autoritäten) etc. seichen werdet und sagen müßt: die konnten gut und gewitzt lügen! Was für große Narren sind wir und unsere Vorgänger gewesen, daß sie das und daß wir das nie gemerkt haben! Was glaubt ihr, wenn ich euch den Himmel darlegen werde, wie dann der Drachenschwanz euren Avicenna und Galen auffrißt! Denn die wissen nichts vom Himmel (d. i. der »Gegenstand« der *astronomei*) und ihr auch nicht. Oh welcher Ruhm, daß ihr Narren Doktoren seid und ihr Meister Narren! Wie schlimm wirds euch auf den Buckel drücken, wenn ihr sechs Ellen lange Ohren aufgesetzt bekommt! Johannes hat selbst in der Apokalypse nie seltsamere und mißgestaltere Tiere gesehen, als ihr seid! Wie groß wird eure Schande sein, daß ihr bis jetzt die Kranken mit Arzneien versorgt und massenhaft Geld von ihnen genommen habt – und habt dabei noch nie verstanden zu kochen! Und habt ihnen Ungekochtes eingegeben! Wodurch erwiesen ist, daß ihr viele damit umgebracht habt. Das wird euch *alchimia* lehren; dahin müßt ihr, oder ihr und eure Frauen, Kinder und Freunde werden die Sünde bei euch sehen.

Wenn ich keinerlei Handhabe gegen euch hätte als nur das Zeugnis, daß ihr falsch seid und nichts wißt – wie groß würde ich schon allein dadurch in der *monarchei* steigen, daß ich derartige Lügen aufdecke und eure Lügerei darlege, die nicht nur in einem, sondern in all euren Büchern steht, und dazu noch den Beschiß durch die lausigen Bader und Scherer (nichtakademische Heilberufe)! Weil ich aber noch mehr tue und euch belehre, – ihr mich aber nicht – und was ich von euch hab, das frißt das Feuer und es ist hin, was ich aber lehre, das wird kein Feuer fressen, aber euch wirds fressen – nun schaut, wessen ist da die *monarchei* – euer oder mein? Ich weiß wohl, daß ihr Narren und Hornochsen finden werdet, die euch beistehn! Die und ihr, ihr werdet euch noch gegenseitig auffressen. Ihr macht euch Freunde mit Dienern, Händedrücken, gnädiger Herr, lieber Herr, nochmals Herr und aber Herr, und wenn die gnädigen Herrschaften krank im Bett liegen und ihr

Freundschaft erweisen solltet, dann steht ihr da wie ein Rohrkolben und tut nichts als bescheißen und anschmieren. Könnten die Kranken, die ihr umgebracht habt, wieder aufstehn und euch, wie zu Lebzeiten, Ehre erweisen, dann würden sie euch auf die Nase scheißen, mitsamt eurem Fürsten Aboali Abinschini. Pfui Schande, daß ihr diese lumpigen Skribenten sechs Tage lang lest, ihr Fantasten.

Laßt euch durch diese Vorrede nicht abschrecken oder verdrießen, mit dem letzten will ich den Leipzigern die Suppe salzen und mitsamt dem Salz in ihr Holz legen.

Der erste Traktat
von der *philosophia*

Da in der *philosophei* der Grund der Arzneikunst liegt, so ist uns bei diesem allem zunächst zu wissen nötig, wie aus der *philosophei* der Grund genommen werden kann. Eh das aber berichtet wird, fordert es die Notwendigkeit, die falsche *philosophei* darzustellen, die mir da Widerstand leisten könnte. Denn nur diejenigen werden gegen mich sein, die aus der falschen *philosophei* geboren sind, aber sich selbst für die Gerechten halten – so ist es auch bisher gewesen, daß nur die *lauren* (Abhub, Trester) der *philosophei*, d. h. also Moos und Schaum, gegen mich aufgestanden sind. Aber das ist die fexische Art: sie machens wie der Schaum im Kochtopf. Der ist nichts als Dreck, schwimmt hoch, höher als das Gute, fliegt sogar am höchsten; aber er wird in die Asche und zum Dreck hinuntergeworfen, und die Suppe – das Gute – bleibt im Kochtopf. Auf die Art werden auch die falschen *philosophi* abgeschäumt und auf den Mist geworfen werden, und ich und meine *philosophei* werden bleiben. Und durch uns werden die Essenden satt, nicht vom Schaum, wie bisher. Denn es sind ja nur Schaum-Ärzte, die mit Hilfe von Prügeln in den Sautrog geworfen werden sollten.

Nun liegt die *philosophei* darin, daß die Art, die *materia* und Eigenschaft der Krankheiten mitsamt ihrem jeweiligen Wesen aus der *philosophei* heraus verstanden werden, nicht aus einer andern Kunst, sondern nur aus der *philosophei*. Und wenn von woanders als aus dieser *philosophei* der Grund hergenommen wird, dann ist das Betrug! Und soll auch Betrug genannt werden, denn der Kranke wird dabei betrogen; und das, was die Natur dem Kranken gibt, wird ihm durch so einen Arzt, der aus der falschen Arzneikunst geboren ist, entzogen. Denn die Natur ist diejenige, die dem Kranken Arznei gibt. Wenn sie ihm die aber gibt, so muß sie ihn auch erkennen und von ihm wissen; denn ohne Erkenntnis kann sie ihm nichts geben. Nun liegt die Erkenntnis nicht im Arzt, sondern in der Natur und darum in der Natur: sie kennt die Natur in sich selbst, der Arzt nicht. Wenn nur die Natur dies kennt, so muß sie auch diejenige sein, die das Rezept komponiert. Denn aus der Natur kommt die Krankheit, aus der Natur kommt die Arznei und nicht vom Arzt. Nachdem nun die Krankheit aus der Natur, und nicht vom Arzt und die Arznei aus der Natur und auch nicht vom Arzt kommt, so muß der Arzt derjenige sein, der aus diesen beiden lernt, und was sie ihn lehren, das muß er tun. Und lehren sie ihn nichts, so kann er nichts und weiß nichts; denn bei der Natur ist die Arznei und die Krankheit und ihr selbsteigener Arzt.

Da also der Arzt aus der Natur wachsen soll und muß, und in ihm und von ihm und aus ihm ist nichts, sondern alles aus und in der Natur, so ist es notwendig, daß er von der Natur geboren werde und nicht zu Leipzig oder zu Wien. Denn was man da lernt, das findet man in Deventer und Schwollen auch, oder am Deutschen Meer zu Überlingen. Die Natur lehrt den Arzt, nicht der Mensch. Nachdem nun aber in der Natur so viel liegt, ists nötig, abzuhandeln, wer die Natur sei. Das aber ist *philosophei*. Dazu ist es nötig zu wissen, was die *philosophei* ist, denn darüber besteht Streit zwischen mir und der Gegenseite. Was sie für *philosophei* halten, halte ich für ein Geschwür, d. h., sie sind wie ein Arzt, der seine Wissenschaft von einem Geschwür herleitet; das wächst außen am Leib und sieht dem Leib gleich, ist aber nicht das, dem es gleichsieht. Dann taugt der Arzt auch nichts. Ebenso sind die *philosophi*: sie wachsen aus einem Schwamm, der nur außen am Baum hängt und nichts taugt. So hängen sie äußerlich an der *philosophei*. Daß sie von meiner *philosophei* etwas halten, ist nicht gut möglich, denn der Roßdreck läßt sich nicht verachten. Deshalb wird meine *philosophei* nicht von ihnen angewendet, und von andren Narren auch nicht.

Es würde viel Worte brauchen, um durchsichtig und klar darzustellen, was hier bei diesem Streit notwendigerweise alles stehen müßte. Um aber in Kürze den springenden Punkt klarzumachen, behaupte ich folgendes: daß der Arzt zuallererst Himmel und Erde kennen soll in ihrer *materia*, *species* und *essentia* (»stoffliche« Beschaffenheit, Art und Wesen). Und wenn er darin unterrichtet ist, ist er dann erst einer, der in die Arzneikunst eintreten kann, denn erst nach dieser Erfahrung, dieser Wissenschaft und Kunst, fängt der Arzt an. Dementsprechend ist mein Ausgangspunkt und Grund, daß die Arzneikunst so beschaffen ist, daß aus dem äußeren Arzt der innere geboren werden muß, und wo der äußere nicht ist, da ist auch der innere nicht; und was der innere tut, treibt und lernt aus seinem Objekt, das ist nichtig. Die sich nur aufs Leibesinnere beziehende *philosophei* lehrt nichts als Erdichtungen. Z. B. sagt man: eine Krankheit sei cholerisch. Nun gibt es *cholera* gar nicht und ist auch nie von einem *philosophus* erkannt worden. Der Grund ist, dieser Begriff kommt nicht von der äußeren (d. i. makrokosmischen) *philosophei* her, sondern von der inneren, und die innere kann nichts lehren, als was sich der Mensch selber zurechtspekuliert. Aus dieser Art Spekulation hat *cholera* Namen und Ursprung. Die äußere *philosophei* erwächst nicht aus Spekulation, sondern sie wächst aus dem äußeren Menschen (Makrokosmus) und zeigt an und lehrt, was der innere ist. Wenn ein solcher Lehrmeister da ist, dann ist es nötig, die Spekulation hinter sich zu lassen und dem nachzufolgen, was sich nicht als aus der Spekulation kommend erzeigt, sondern aus der Deutung und Darlegung der Natur. Da liegt nämlich der Streit und der Krieg, daß meine Gegenpartei spekuliert und ich aus der Natur lehre. Aber Spekulieren ist Fantasieren, und Fantasieren macht einen zum Fantasten. Aber *fantasia* ist auf keinerlei Grund gebaut, sondern einem jeden frei und willkürlich anheimgestellt; da kann sich einer selbst genug zusammenfantasieren, was er alles will, und wie er alles will, und ist dabei im Endeffekt nicht anders als jemand, der wünscht und nichts davon hat, was er wünscht. So ists auch bei denen, die spekulieren und fantasieren, und nichts davon existiert, wovon sie spekulieren und fantasieren. Auf so einem Grund steht ihre Arzneikunst. Hier im folgenden schau meinen und ihren Grund an.

Wenn Spekulation gut und nützlich wäre, dann wäre das Wünschen auch nützlich; daraus könnte ein guter Handel gegen mich werden. Aber da wird nichts gegen mich verhandelt, was Bestand hätte. Denn der Grund, den ich lege, ist nicht *speculatio*, ist vielmehr *inventio* (Findekunst, Wiederfinden), nicht *speculatio*, sondern *naturae proprietas* (Eigentümlichkeit der Natur). Und dann erkennt ihr die *philosophei* als auf den äußeren *archeus* (Lebensgeist; Künstler der Natur oder verborgene Kraft und Tugend der Natur) gegründet. Ihr sollt nicht sagen: das ist cholerisch, das melancholisch, sondern das ist *arsenicus* (Arsen), das ist *aluminosisch* (alaunartig). Wenn ihr sagt: das ist jovisch, das ist saturnisch, dann werde ich nicht mit euch streiten. Sagt ihr: das ist *acorina aegritudo* (wahrscheinlich von acorus calamus – eine schwertlilienähnliche Pflanze; »Kalmus-Krankheit«), und diese Krankheit ist *anthera* (wahrscheinlich von anthericum liliago, Graslilie), dann würde ich sagen: ihr seid gelehrte Doktoren, und sage die Wahrheit damit. Denn das geht aus der *philosophei* hervor. Auch wenn ihr sagt: diese Krankheit ist *pulegium* (mentha pulegium, eine Minzenart), diese ist *melissa* (Melisse), dann sehe ich, daß ihr etwas von diesen Krankheiten versteht. Sagt ihr aber: das ist *cholera*, das ist *phlegma*, dann weiß ich, daß ihr nichts versteht, sondern aus der *speculatio* und *fantasei* geboren seid – die doch noch nie etwas Wahres auf die Welt gebracht haben. Dann ist es nicht von der Arzneikunst her benannt, sondern aus der *fantasei* und *speculatio* – und jedem Narren ists erlaubt, sich so einen Grund auszudenken. Bei der *dysenteria* (blutiger Durchfall), wenn ihr da sagt, es sei *sanguis* (von Blut herrührend; sanguinisch), dann ist das nicht wahr, sagt ihr, es sei *vitium stomachi* (ein Magenleiden), auch nicht. Bei euch ist alles nur Vermutung, denn bei cholerischen, phlegmatischen, melancholischen und sanguinischen Krankheiten braucht man nur Vermutungen. Wenn ihr aber sagen würdet: es ist *morbus hermodactyli* (Knollen der Herbstzeitlose, Colchium-Arten), es ist *morbus coloquinthidis* (Kürbisgewächs), es ist *morbus elleborinus* (*helleborus niger* = Christrose), dann müßte ich euch loben und Gutes von euch reden: dann würdet ihr auf dem rechten Grund stehen und hättet Umgang mit der Wahrheit. Derart sollen sich nämlich die Namen aus dem Grund herleiten, und aus dem Grund und nicht aus der *fantasei* stammen. Denn *colica* (Kolik) heißt *sibethina* (»Zibet-Krankheit«; bezieht sich auf die moschusartige Drüsenabsonderung der Zibetkatze), *iliaca* (Darmgicht) heißt *moschata* (»Moschus-Krankheit«). Und warum? So lehrt es die äußere *philosophei*, die der inneren (d. h. auf den menschlichen Leib gerichteten) *philosophei* alles – Namen, Art, Eigenschaft und Zeichen – vermittelt, lehrt und vor Augen führt. Und außerhalb dieser *philosophei* wird kein Arzt geboren, sondern nur Betrüger und Irrläufer, Fantasten und Weise mit Eselsohren.

Wenn auch der Arzt sein Grundwissen aus der *philosophei* holen soll, leitet sich *philosophei* doch nicht aus dem Menschen, sondern aus Himmel und Erde, Luft und Wasser her. Darauf nämlich beruht das Wissen und Verstehen aller Ärzte, von diesen Dingen reden und lehren die *philosophi*, nicht von *cholera, phlegma, melancolia* und *sanguine*. Deshalb taugt es nix, davon zu sprechen, denn alle *philosophi* behandeln nichts als nur die *mineralia, fructus, impressiones, influentias* etc. Keiner von ihnen befaßt sich mit den *humores* (der Säftelehre). Nun könnte allerdings ein Arzt, so ein Spekulierer, sagen: Ich beherrsche die *philosophia*, aber hab daran noch nicht genug. Ich muß mehr wissen und zugrunde legen, deshalb postuliere ich vier Säfte etc. Dann erst kann ichs verstehn, aber ich muß anderes und mehr wissen, als die *philosophei* darstellt und beinhaltet... Da werde gewahr, daß du falsch dran bist! Denn nichts ist im Leib, das dir nicht außen (d. i. makrokosmisch) demonstriert würde, und zwar nicht nur auf eine, sondern auf mannigfaltige Art; besonders deshalb solltest du Kenntnis von der *philosophei* haben, dann hättest dus nicht nötig, weiter herumzuspekulieren. Weil du aber Mangel hast, was den Grund der *philosophei* angeht, hast du solches Stückwerk nötig, und machst es so wie die Hundemetzger. Die siedeln sich, fern von den ehrbaren Leuten, in einer anderen Gasse an und führen ihren Handel, bei denen ihnen niemand etwas hineinredet oder tut. So ist es bei euch Ärzten auch! Ihr habts mit eurem Spekulieren darauf abgesehen und dahin gebracht, daß euch keiner in eure Sachen hineinreden kann, nämlich: ihr habt euch so im Welschen und Niederländischen verschanzt, daß euch kein Biedermann verstehen kann, und man euch unkritisiert lassen muß. Damit habt ihr den Vogel abgeschossen! Aber wahrlich: durchschauten die *philosophi* die Eigenschaften dieser eurer Spekulation so gut wie ich, so würden sie sagen: nieder mit den Hundeschlächtern! Ganz mit Recht haltet ihr euch von allen andern Gelehrten fern, mit euren Redensarten und eurem Vokabular, denn wenn mans verstünde, dann würde alle Welt den Braten riechen, daß es Beschiß ist. Ein Exempel: in der Apotheke, da schreibt ihr hin: *anthos, cheiri, buglossa, veronica* etc. (Rosmarin; Goldlack; Anchusa officinalis – Ochsenzunge). Wenn das die Bauern verstünden, dann wären sie Simpel, so viel Geld dafür auszugeben. Somit ist es Betrug, in den nur niemand hineinreden kann, denn niemand versteht das Rotwelsch – dabei sind es im Grunde Bauernnamen. So ist die Medizin also deshalb von allen Berufsgattungen entfernt und mit Sprache, Vorgehen und Gebaren von allen Gelehrten abgesondert, damit sie unwidersprochen bleiben kann. Das aber ist keine *philosophei*, sondern einfach Spekulation.

Jetzt aber ist mein Vorsatz, die *philosophei* als Tür zur Arzneikunst zu beschreiben, und wie ein Arzt sein soll. Das geschieht auf deutsch, damit das Besondere daran wahrgenommen und allgemein verbreitet werde, daß nämlich *philosophei* dergestalt gelehrt werden soll, daß in ihr der Mensch ganz erscheine und entgegentrete, daß man in ihr alle Krankheiten und Anfechtungen finde, Gesundheit und Trübsal, alle Glieder (Organe) und Gliedmaßen in allen Teilen, die Einteilung der Organe, was nur irgend am Menschen oder im Menschen ist und sein kann. Und das alles soll man in der Natur sehen, alles, was vom ersten bis zum letzten Menschen in Betracht kommen kann oder in Betracht gekommen ist, und zwar derart ganz und vollkommen, daß auch die Augen, die Ohren, die Stimme, der Atem in der (makrokosmischen) Welt erkannt werden, ebenso die Beweglichkeit, die Verdauungsglieder, die Glieder, die austreiben, die anziehen und alles, was da ist, und alles, was dem Leib nottut zur Hilfe, zur Gesundheit, zu allen Dingen – dieses alles soll außen verstanden, gelernt und aufgefunden werden, soll außen erprobt und wahr befunden werden, soll außen durch das Feuer getrieben werden und subtil gemacht werden, außen soll der Harn beschaut, der Puls gefühlt, sollen die Farbschattierungen der *physiognomei* beurteilt werden. Und wenn du so alles außen in dir erfahren hast, dann bist du der Naturdinge kundig – dann geh an das Innere des Menschen. Und dann, wenn du alle

Lehrsätze und Doktrinen in der äußeren Welt erforscht und bewahrheitet hast, dann erst beschau den Seich, fühl den Puls, dann erst verordne Arznei innen wie außen; das ist die *philosophei*, die ich dich lehre. Wenn ihr aber von dieser *philosophei* nichts kennt und versteht, wie könnt ihr dann so hochmütig und verwegen sein, daß ihr – gegründet auf eure *speculatio* und *fantasei* – eine solche Menge Volks behandelt, sie umbringt, tötet oder zu Lahmen und Blinden macht. Das müssen frevelhafte Anfänger sein, die so etwas wagen, und sie kriegen nicht genug daran, daß sie selber bescheißen, sondern sie bringen es noch andern bei, damit der Betrug nicht ausstirbt. Wenn ihr so tollkühn seid, das zu tun, dann seid ihr wohl genau so tollkühn, gegen mich zu schreiben; denn der Teufel bleibt nicht müßig, wenn man seine Kinder angreift! Wenn ihr an das Wohl der Kranken dächtet, dann müßtet ihr euch einen anderen Grund suchen, aber alles ist Gaunerei, und nichts steckt dahinter. Es reicht euch, daß ihr Glauben findet, seien nun eure Werke tot oder lebendig; wenn man nur an euch glaubt, dann wird eure Speisekammer voll. Es ist der Glauben ohne Werke bei euch, es ist der tote Glaube; schlägt es fehl, wo immer, dann hat es Gott getan.

Damit ich aber den *philosophus* recht beschreibe, so wißt, daß er auf zweierlei Weise wächst: einer ist im Himmel, der andre auf der Erde, also aus jeder der beiden Sphären; und jede Sphäre ist ein halber Anfang, beide sind der ganze Anfang. Und wenn er hier in beiden Bereichen *philosophus* genannt wird, so ist das vom Namen her eigentlich nicht richtig, sondern der ist der *philosophus*, der die untere Sphäre kennt, der, der die obere versteht, ist der *astronomus*. Sind eigentlich beide *astronomi*, beide *philosophi*, beide eins im Verständnis, beide eins in der Wissenschaft. So sind sie auch beide *astronomi* in den vier Reichen. Denn derjenige ein *astronomus*, der die Herkunft der Metalle und die Eigenschaften der Erze kennt; und der ist auch ein *astronomus*, der die Früchte der Erde kennt, der Manna (Himmelstau) etc. so gut wie Saturn und Jupiter etc. weiß und kennt. Hingegen ist derjenige auch ein *philosophus*, der *impression*, *influenz* und Lauf des Himmels kennt (Einwirkung und Einfluß des Himmels). Auch der ist ein *philosophus*, der die Luft kennt, ebenso wie der, der nur die

Erde kennt. Denn das allein, was die Natur angeht, ist *philosophei*. Es ist eine *anatomei*, eine *essentia*, eine *materia* in den vier Elementen. Denn Saturn ist nicht allein am Himmel, sondern auch in den Tiefen des Meeres und in den Klüften der Erde. *Melissa* ist nicht nur im Garten, sondern auch in der Luft und im Himmel. Was meint ihr, daß Venus anderes sei als *artemisia (Beifuß)*? Was *artemisia* anderes als Venus? Was sind sie beide? *Matrix, conceptio, vasa spermatica* (Gebärmutter, Empfängnis, Samengefäße). Was ist demnach *ferrum* (Eisen)? Nichts als Mars, was Mars? Nichts als *ferrum*, das heißt, sie sind beides, *ferrum* und Mars, und dasselbe ist auch *urtica* (Brennessel), ist auch *tereniabin quarta* (Himmelstau, Manna) – und alle sind sie *eins*! Wer Mars erkennt, der erkennt auch *ferrum,* und wer *ferrum* erkennt, der weiß, was Mars ist, und wer die beiden kennt, der weiß, was *tereniabin* ist und was *urtica* ist. Darum ist ein *philosophus* der, der das eine im andern Element erkennt, mit den Unterschieden, die allein die Gestalt betreffen und nichts weiter – deshalb, weil es nicht vier sind, sondern nur eins. Wer kann den Regen beurteilen? Der *astronomus*. Wer kann den Tau beurteilen? Der *astronomus*. Wer kann den *talk* beurteilen? Der *philosophus*. Wer *cachimia* (Sammelbezeichnung für gewisse Mineralien)? Der *philosophus*. Wer das eine beurteilt, weiß auch das andere. Und wenngleich es unterschiedliche Namen sind, so sind doch die Künste und Wissenschaften nicht geschieden; es ist *scientia*. Denn eines ist in allem.

Daraus geht hervor: ein einfacher *philosophus*, d. h. nur mit einem Reich bekannt, ist demnach nichts; einige kennen sich in zweien aus, ist auch nix; nix bei dreien. Nur bei vieren ist es etwas, und wenn sie den Schluß finden, dann ist es ganz da: das heißt, die Arznei ist das Ziel aller Dinge. Denn wozu sollte es dienen, daß der *astronomus* den Regen kennt und den Schnee und nicht weiß, wozu sie gut sind. Dann taugt er nichts; er muß die Eigenschaft seines Objekts kennen, ohne das ist er nichts. Ganz macht ihn erst der Arzt. Daß aber bisher die Ärzte nicht ganz gewesen sind, sondern unsicher in der Arzneikunst, das könnt ihr leicht merken, denn sie haben sich geirrt, was die *philosophei* angeht. Bis heute haben sie nicht gewußt, was Zinn ist, was das ist, was darin fließt, was ihm die Farbe gibt und dergleichen. All diese Dinge haben sie noch nie behandelt und wollen Doktoren und *philosophi* sein! Wenn sie das nicht wissen, dann werden sie auch nicht wissen, was die entsprechenden Krankheiten sind. Sie müssen zuerst wissen, von wo das Zinn, von wo das Kupfer, das Gold, das Eisen wächst und wie es wächst und was ihm zukommt, was es für Krankheiten erleiden muß und was ihm zustoßen kann. Wenn sie das wissen, dann wissen sie nur ein Organ im Menschen! Wie hart wird es sie ankommen, wenn sie ein Metall so gründlich verstehen und von ihm lernen sollen; wie hart wird es sie dann erst ankommen, sich mit den andern sieben zu befassen, den andern 24, den andern allen – es sind mehr als 1000? Was das Allernötigste ist bei der ganzen *philosophei* und Medizin, das lassen sie aus.

Das merkt ihr daran: Sie sagen, nach der alten philosophischen Lehre, aus *mercurius* (Quecksilber) und *sulphur* (Schwefel) wüchsen alle Metalle, item: aus dem bloßen Erdreich wachse kein Stein. Was für Lügen! Denn wer ist derjenige, der über die *materia* der Metalle befindet, sie sei nur *sulphur* und *argentum vivum* – während doch Metalle und alle mineralischen Dinge in drei Dingen (nämlich: *sal, sulphur, mercurius*) stehen und nicht in zwei! Das ist falsch! Dann aber ist ihre *philosophei* erlogen, denn sie wissen nichts vom Wachsen, vom Ziel oder etwas anderem. Das sollten sie aber alles wissen. So, wie sie sich rühmen, aus dem Seich, aus dem Puls etc. die Krankheiten samt deren Therapie zu erkennen, so sollten sie auch ein Urteil gegenüber diesen Dingen haben, so daß sie den Seich und Puls von *coelum, terra* und *aer* (Himmel, Erde und Luft) ebenso wüßten; aber sie wissen weder das noch etwas anderes. Deshalb sagen sie auch in ihrer *philosophei*, daß aus dem bloßen Erdreich kein Stein entstünde. Aus dem Erdreich wächst überhaupt kein Stein! Die wachsen aus dem Wasser, das ist ihr Element, in dem sie wachsen. Darum sind sie im Irrtum, verstehen nichts von der *philosophei*.

Wenn auch die *philosophei* von Aristoteles, Albertus etc. niedergeschrieben ist – wer wird denn diesen Lügnern glauben, die nicht aus der *philosophei*, d. h. aus dem Licht der Natur, sprechen, sondern aus der Spekulation? So wie sie sich in der Medizin die vier Säfte – *cholera, phlegma* etc. – ausgedacht haben, so haben sie in der *philosophei* die Lügen mit *mercurius* und *sulphur* erfunden; das eine gibt genau so viel Sinn wie das andere. Sie berufen sich oft auf den Albertus oder Thomas (Albertus Magnus; Thomas von Aquin). Nicht Albertus oder Thomas müssen dafür einstehen, sondern sie, d. h. ihr müßt dafür einstehen. Albertus hat diese Lehre nämlich nicht vom Heiligen Geist empfangen, sondern sie sinnlos zusammenspekuliert. Ebenso auch Thomas und andre, Hermes und Archelaos (naturkundige und wissenschaftliche Autoritäten). Das sollt ihr Ärzte allesamt wissen: Ihr dürft diese Dinge – also Kunst und Wissenschaft, die dieser Profession eigen sind – nicht dem Heiligen Geist zuschreiben, sondern dem Licht der Natur. Wo aber ist das sonst als in der Natur? Wie der Heilige Geist den Glauben lehrt, weil er der Glaube ist, so sind diese Dinge die Natur – weswegen sie aus der Natur gelernt werden müssen. Sie liegen nicht im Heiligen Geist, sie liegen in der Natur; darum mußt du dich durch die Natur unterrichten lassen, von der Albertus, Thomas, Aristoteles, Avicenna, Actuarius etc. keine andere als auf Spekulationen, d. h. Mutmaßungen beruhende Vorstellung gehabt haben. Nachdem bei diesen Dingen so viel daran liegt, zu wissen, was die Natur sei, so begreift, daß euch hier zurecht der Grund der Arzneikunst vor Augen gehalten wird. Denn das soll der Arzt wissen: was schmilzt im Blei? Und soll wissen: was ist das, was im Wachs zergeht? Was ist das, was im Diamanten so hart ist? Und was ist das, was im Alabaster so weich ist? Wenn er das weiß, dann kann er erst sagen, was das sein kann, was ein *apostem* (Geschwür) reif oder unreif macht, was *carbunkel* (Pestgeschwür), was Pest macht: ohne die Natur kann er das nicht wissen. Deshalb sind all die Schriften falsch, die von diesen und andern Krankheiten handeln, weil sie aufgrund von Spekulation und nicht auf dem Grund der *philosophei* geschrieben sind. Und weil sie die *philosophei* nicht kennen, ist ihr ganzes Schreiben umsonst, und ihnen gehts so wie einem Bauern, der das leere Stroh drischt, nicht das Korn. Sein Vorsatz ist gut, aber was er tut, ist nichts; er meint, so seis gut, aber das ist es nicht. So ist es auch bei den Ärzten, die Krankheiten beschreiben und nichts von *philosophei* verstehn, und nichts vom Wesen der Krankheit, nichts von der Kunst und Wissenschaft verstehen, aber schreiben, und *fantasei* und *speculation* brauchen, und am Ende wirds mit Dreck versiegelt. All ihre Kranken beweisen, daß sie Narren sind – und das ist vornehm ausgedrückt – wenn man keine Umschweife braucht, sagt man Schurken. All diese verlogenen Schulmeister, Korrektoren, Verwalter, Inspektoren, jungen Füchse, wenn sie Ärzte werden, dann machen sies nicht anders, sie gehen genauso vor. Nur her, nur her mit euren Bettelbrocken!

Sie haben eine Schrift – *De Meteororum* – oder zwei oder mehr und dazu sehr viele Glossen. Wahrhaftig! Sie sind nicht viel besser als der Johannes von Garlandria, der schrieb über den zweiten Teil von Alexanders Schrift. Was ist denn das Buch des Aristoteles über die Meteore? Nichts als *fantasei*. Denn nichts ist im Himmel, womit diese ganzen *exhalationes* (Ausdünstungen) und *impressiones* bewiesen werden könnten, sondern nur, daß alles *fantasei* ist, polyphemische Einäugigkeit! Das *De Meteororum* ist eine einzige Lüge. Und auf derartige weise Meister bauen sie, die loben sie und nehmen sie in Schutz und wissen nicht, was das ist, was sie da in Schutz nehmen. Sind das nicht Gockelhähne? Sie legen sich aber gar nicht mit mir an; ob etwas nun richtig oder falsch ist, dem fragen sie nicht viel nach. So machen sies auch bei anderen Sachen. Sie haben kein anderes Anliegen, als daß sie mit ihrem Geschwätz das Geld herauslocken. Man könnte weiterhin..., man könne nicht..., ...ist alles gut..., nur Geld her! Helft, daß der gnädige Herr Doktor aus dem Bettelstand herauskommt, und auf der Straße *pro forma* herumscharwenzeln kann wie ein Fasnachtsbuzi, und daß meine Frau Doktor neben andern Frauen glänzen kann. Obwohl du so ein armer Schlucker bist, aber auf der Straße und in der Kirche und beim Tanz, da müssen sie sich aufmutzen wie eine Katze, die scheißen will. Solche Ärzte setzen ihre Kunst herab, sie haben weder Grund noch Wahrheit dabei, nur *fantasei* muß als Grund herhalten.

Nun aber ist hier mein fester Vorsatz, daß ein guter Grund gelegt werden und dasein soll, aber nicht, wie ihn die Rechtsverdreher, wie ihn die Mörselstoßer, wie ihn die hungrigen Konventsvorsteher und Pröpste behaupten. Deren ganzer Grund besteht auf nichts anderem als: er ist ein ordentlicher Magister *(id est malvister)*, er liest die *physica* (Aristoteles) und hat im vorigen Jahr *de coelo et mundo* (Aristoteles, Von Himmel und Erde) gelesen; er wird ein guter Arzt werden. Aus diesem Vorsteher wird ein Licht, ein auserwähltes Gefäß! (Er wird ein Narr.) Wenn ihr derartige Konventsvorsteher richtig titulieren wollt, dann sagt: er ist ein Schwätzer und ist ein Hornochs, und kann nichts und weiß nichts, und ist ein guter Pater, der nichts besser kann als sein Käppi tragen und seinen Heiligenschein, und ist ein geiziger Filz und ein Schinder; das hat er in der Burse gelernt, und so wird er auch als Arzt bleiben. Wenn das der Grund ist, auf dem bei euch die Arzneikunst errichtet und gebaut ist, dann helfe Gott den Kranken! Wenn sie unter die Stümper fallen, dann hätten sies bei den Weißgerbern noch besser!

Aber zu dem, was hier angezeigt wird, kommt noch mehr: nachdem die Ärzte, die gegen mich sind, weder aus dieser noch aus irgendeiner andern *philosophei* Nutzen ziehen, sondern sich von allen Gelehrten zurückgezogen haben und absetzen – man müßte sie da wieder hineintreiben – so daß also weder *theologus, jurist, artist, astronomus, philosophus, alchimicus* und wie sie alle heißen, etwas mit ihnen zu tun haben, und sie nicht mit ihnen. Die Ursache ist, daß man ihren Beschiß nicht merken soll.

Wenn das aber so ist, dann hat ihre Kunst immer Gewalt nötig; man wird gezwungen zu glauben. Was sie sagen, das soll man glauben – die Schrift mag lauten, wie sie will. Und wenn etwa pro Jahr ein Kranker von euch gesund gemacht wird, dann rühmt ihr euch dessen noch zehn Jahre lang, und wenn auch der Kranke ohne euch schneller gesund geworden wäre als mit euch. Mit derlei Taten und Siegen bestärkt ihr diesen Glauben und mit eurem vielen Geschwätz, eurem Gelaufe und Gerenne und großem Eifer.

Das sind alles Küchenarbeiten, dieses Laufen um das liebe Geld, nicht wegen der Gesundheit. Denn hättet ihr die wahre Arznei, wie hättet ihr es dann nötig, dies Laufen, Rennen, Harnangucken und die ganzen Pfuschereien, die einen unwissenden Arzt offenbaren, einen, der nichts kann und weiß!

Wo lehrt euch *philosophia*, derart mit den Kranken umzugehen? Wo habt ihr dies aus der Natur erfahren? Nur aus Unverstand und Nichtskönnerei heraus müßt ihr das betreiben, damit man auch sieht, wie fleißig und fürsorglich ihr seid! Da meinen die Bauern, ihr tut es aus großer Wissenschaft, dabei geschiehts aus großer Narrheit. Und wenn ihr gleich Aristoteles selber wäret, oder der Porphyrius oder Albertus, dazu noch Avicenna und Galen selbst, dann ist immer noch kein Grund vorhanden, auf den hin ihr einem einzigen Kranken wahrhaft Trost spenden könntet. Denn wer mag sich aus Lügen und Spekulationen Trost holen? Niemand.

Euer aller Grund ist nämlich kein Grund, denn er kommt nicht aus der deutlichen Natur, sondern aus althergebrachter, immer weiter tradierter *fantasei*.

Was außerhalb der deutlichen, bezeichnenden, augenscheinlichen *philosophei* tradiert und angewendet wird, ist alles nichtig, und aller Arzneigebrauch, der nicht von einem solchen Grund herstammt, ist Betrug und nichts als aufs Geradewohl und auf gut Glück.

Und alle Rezepturen, die sie bei ihrer ganzen *physica* und *chirurgik* haben, sind im Hauruckverfahren gemacht und helfen nur, wenn sie zufällig Glück haben und, ohne es zu wissen, auf einen günstigen Himmel und eine gewogene Stunde und eine willige Natur treffen, sonst würden sie alles umbringen, was sie angreifen oder auch nur berühren; bei ihnen findet man nichts als blutiges Anfängertum, nichts als einen ganz bodenlosen Grund – sie sitzen wie der Henker unter frommen Leuten. So sitzen sie, mit ihrer Kunst, unter den Gelehrten. *Nota de vexatione contra medicos*.

Das schmeckt euch schlecht, daß euer Grund und eure *philosophei* in den Dreck muß, und ihr mit ihr, und die Schweine sollen darin wühlen und werden nichts Brauchbares bei euch finden außer Dreck. Das heißt: nichts Gutes ist da bei euch, der Dreck ist noch das Beste an euch, sonst sinds nur Blindschleichen, und die Maulwürfe wühlen sich ein in eure roten Kapuzen und mit Hagdorn geschmückten Köpfe. Ha, was für ein Schandkonzert wirds da geben, wenn ihr und eure Aristoteles, Avicenna etc. in der Mistlache herumgezogen werden und die Kinder auf der Gasse euch »Narr, Narr« nachschreien! Denn ihr habt keinen Grund in der Arzneikunst, und euer Grund ist auf Sand gebaut. Weil das aber so ein seltsamer Sand ist und wie Katzensilber glitzert, hat die ganze Welt gemeint, ihr wäret silbern oder golden und jedermann hat euch für eure Talmikunst Ehre erwiesen, aber jetzt wird es herauskommen, daß das alles nichts ist als Katzensilber und Katzengold. O *talk*! Wächst du auf den Hohen Schulen? O *cachimia*! liegst du zu Leipzig? Und ich dachte, du lägest im Lungau? O *marcasit* (Sammelbezeichnung für mineralische Kiese), o *magnesia*! Wie leuchtet ihr neben dem Gold! Wie gleicht ihr dem Gold! So auch der *marcasit*. Und im Feuer ist er Schwefel und Pech, Hüttenrauch und Spießglanz. Und so wie der Bergmann betrogen wird vom Schein, so werden es die Kranken von euch. Sie glauben ja, ihr wäret Ärzte, ihr seid aber nimmersatte Fresser. Es ist der Galmeistein, der das Messing macht, der dem Kupfer die Farbe gibt, und doch ein Dreck ist. So werdet auch ihr gefärbt und bleibt doch Hornochsen! O *calaminaris* (Galmeistein), du wirst zuallerletzt *auripigment* (Auripigment) werden. Genauso wird sich der Narr herausschälen und eine Haut nach der andern abziehen und dabei immer Flitter zeigen. Das imponiert den Bauern, das weißt du genau, und deshalb tust dus. Folgt also: ein Arzt muß gut gekleidet sein. Soll einen Talar tragen mit Knöpfen, eine rote Kapuze daran, und zwar knallrot (warum rot? das gefällt den Bauern gut) und das Haar schön gekämmt und ein rotes Barett darauf, Ringe an die Finger mit Türkisen, Smaragden und Saphiren dran, wenn die fehlen, wenigstens mit Glassteinen dran: dann hat der Kranke Vertrauen zu dir! Und die Steine haben die vortreffliche Eigenschaft, daß sie das Herz des Kranken in Liebe zu dir entzünden: o du mein Lieber, o du mein Herr Doktor! Ist das *physica*? Ist das *ius iurandum Hippocratis* (der hippokratische Eid)? Ist das Kunst? Ist das der Grund? O du Katzensilber! Katzensilber heißt das, was im Sand liegt und glitzert, als sei es Silber oder Gold – was in den Bergwerken bekannt ist. Das heißt *pro forma* gegangen, *pro doctore*. Er ist gelehrt, höflich, hat ein ehrbares Aussehen, ist freundlich mit den Leuten, verbeugt sich jedes Mal und grüßt alle Welt. O Pharisäer, wenn du das könntest, wessen du dich rühmst, dann wärst du kein Pharisäer, o Simon.

Weh tut das demjenigen, der nicht aufgibt bei diesem Übelstand, bis er die schmählichen Verhältnisse aufgedeckt und öffentlich gemacht hat und andere veranlaßt, sie auch zu veröffentlichen. Aber damit ihr nun alle wißt, was die *philosophei* ist, die den Bau der Arzneikunst trägt, so ists damit derart – wie weiter oben erklärt wird – daß der Arzt in der Erde, im Wasser, im Feuer, in der Luft den Menschen suchen soll, und nicht vier Menschen in diesen vieren, sondern in allen einzig einen Menschen, und soll in den vieren lernen, was dem einen fehlt, wo der Mensch *ascendiert* (aufsteigt), *descendiert* (absteigt), wann er sich *exaltiert* (erhebt, erhöht), *contristiert* (verdüstert), womit er gesundet, womit er krank wird. Und wenn er diesen äußeren Menschen recht kennt und ihn ganz erkannt und erfahren hat, dann soll er in die Fakultät der Arzneikunst gehen und den äußeren auf den inneren beziehen und den inneren im äußeren erkennen, und soll sich nur auf jede Weise hüten, daß er nicht irgendwo aus dem Inneren des Menschen seine Kenntnis bezieht – da ist nichts als Irrweg und Tod. Denn ehe man, *ohne* den äußeren Menschen, das Anliegen des Menschen erkennt, wie viele Felder und Äcker müßten bei diesen Versuchen zum Kirchhof werden! Wie lügen diejenigen von Grund auf, die durch diese Art Erfahrung zur Kunst kommen wollen! Was für ein Vorgehen ist das denn – wie ein Arzt oder wie ein Mörder? Jeder kluge Mann kann darüber urteilen, ob Gott uns auf Erden durch solches mörderisches Tun zur Gesundheit hat verhelfen wollen oder nicht, nachdem ja bei Gott weder Mord noch Betrug noch Falsch zu finden sind. Und sie sagen: so sei die Arznei verordnet, durch diese Tür solle der Arzt in die Arzneikunst eintreten, das heißt also durch mörderisches Tun. Nach ihrer Überzeugung ist das so. Aber das ist von Gott nicht dergestalt geordnet, sondern nur von ihnen ausgedacht. Gott hat den äußeren Menschen (Makrokosmos) geschaffen, aus diesem lernt den Menschen erkennen, diesen können wir weder töten noch verderben. Und wenn wir diesen erkennen, dann im Menschen vollbringen, was wir gelernt haben, dann sind wir von Anfang an dazu imstande und bringen niemand um. Nun bedenkt das bei euch und laßt euer Gewissen der Richter sein und laßt ihm genug Spielraum, um meine

Schrift zu beurteilen! Vom äußeren Menschen müßt ihr lernen, nicht vom inneren, sonst wird euch euer Gewissen belehren, daß ihr ins Haus hineinsteigt und nicht zur rechten Tür eintretet. Wie Mörder geht ihr in die Arzneikunst hinein, steigt übers Dach ein und geht nicht zur rechten Tür in diesen Beruf hinein; das heißt, ihr haltets mit eurer Kunst so, wie ihr das jeden Tag durch Verderben und Töten, Würgen und Verkrüppeln zeigt. Das heißt falsch in die Arzneikunst eingetreten! Aber alle Hohen Schulen im deutschen Reich steigen so in die Arzneikunst ein und die welschen ebenso. O weh, ihr Betrüger, *vos latrones furesque* (ihr Schächer und Diebe), ihr verbrämt euren falschen Eingang, ein Deckmantel für den Betrüger!

Nun muß die *anatomei* dieses äußeren Menschen dem Arzt ganz ein-gebildet sein, und zwar so vollständig, daß er nicht ein Haar auf dem Haupt, nicht eine Pore dabei ausläßt, sondern alles überblickt und versteht. Daraus folgt aber für ihn, daß die Erstellung von Rezepturen so beschaffen sein muß, daß Organ zu Organ komme, das je eine dem je anderen gegeben werde und nicht nach den Graden, eins, zwei, drei, vier, *medium, finis, principium* etc. Denn diese Kunst, Rezepte entsprechend der Gradierungsskala zu verordnen, ist falsch und ist Betrug, und sie ist dermaßen Betrug, daß falsche Behandlung und Mord daraus entstehen. Denn weder die Krankheiten noch die Arznei sollen oder wollen in dieses System gezwängt werden, und die Natur erzittert, daß sie dermaßen in die Gradeskala gezwängt werden soll. Die wahre Ordnung der Natur will es, daß *anatomei* und *anatomei* zusammengesehen werden, Organ und Organ, weder stärker noch schwächer, auch nicht stärker und noch stärker. Denn die Krankheiten lassen sich nicht nach Graden messen, die Arznei auch nicht. Was sie im ersten Grad gradieren nennen, dabei handelt es sich um ein Organ, was sie im mittleren Grad der Skala gradieren nennen, ist ein anderes Organ, was sie am Ende der Skala gradieren, ist ein weiteres Organ. Dabei ist nicht, wie sie behaupten, ein Organ zugleich ein Grad. Grad – das ist nichts als zusammenfantasiertes, wirrköpfiges Schulbubengeschwätz. Das, was sie in den zweiten Grad setzen, ist ein zweites Organ, im dritten wieder ein anderes Organ. Aus all dem folgt, daß – entsprechend der Austeilung – Organ zu Organ verordnet werden soll und nicht Grad zu Grad. Denn wenn ein Organ leidet und das zweite auch und das dritte auch, so ist das nicht jeweils ein Grad; es sind vielmehr dreierlei Leiden, dann müssen auch dreierlei Heilmittel sein, die sind nicht in einem Grad, einer *complexio* oder einer Qualität zu finden, sondern in drei *arcanen*. Es ist eine furchtbar stümperhafte Erfindung, die die Doktoren da mit ihren Gradierungen pflegen. Gesetzt, da wäre eine Krankheit und wäre heiß und würde mit etwas Kaltem geheilt, so soll man nicht der Kälte die Kraft zuschreiben, sondern dem *arcanum; das* wirkt, nicht die Kälte! Es ist das gleiche, wie bei einem Menschen, der etwas tun soll. Was hilft ihm Wärme oder Kälte dazu? Nichts. Was nützt die Hitze der Stimme? Nichts. Was nützt die Kälte den Ohren? Nichts. Diese Dinge – Wärme und Kälte – sind in allem, sie bewirken aber nichts. Da liegt die stümperhafte Erfindung, die man auf den Hohen Schulen lehrt und anwendet. Sie haben dabei das Notwendigste vergessen: sie postulieren nur *eine* Wärme, nur *eine* Kälte, und müssen dabei zugeben, daß sie – obwohl es sich angeblich nur um *eine* Kälte und *eine* Wärme handelt – nicht nur *eine* Art von Kraft hat. Sondern in dieser Kälte ist die, in der jene, in dieser das, in der Hitze jenes. Aus diesem Grund müssen sie irregehn, wenn sie kalt gegen heiß und heiß gegen kalt anwenden. Und was ihnen dabei gelingt, das bewirkt das *arcanum*, von dem sie gar nichts gewußt haben. Darum sage ich zurecht, daß Organ zu Organ gehört, gemäß der äußeren und inneren *anatomei*, und nicht Grad zu Grad. *So* muß die Arzneikunst sein und nicht, wie es euch in den Sinn kommt! Das ist *philosophia*, wenn ihr den äußeren Menschen kennt und durch ihn den Mikrokosmos. Dann erst kannst du ein Arzt genannt werden, hast auf einen Felsen gebaut und nicht auf einen Sumpf oder Morast. Eure Doktrin ist nämlich auf so einer stinkenden Dreckpfütze gebaut und errichtet. Pfui über dich, du stinkender Bettelstudent aus Meißen, säubere dich erst einmal und geh ins Bad!

Also: entsprechend der so beschaffenen *anatomei* sollt ihr die Krankheiten verstehen und erkennen, damit ihr wißt, warum der

Skorpion Skorpionenbiß heilt – weil nämlich eins die *anatomei* des andern ist, so wie der äußere Mensch des inneren *anatomei* hat, jeweils der eine die des anderen. Denn so heilt *arsenicus* den *arsenicus*, so *realgar* den *realgar* (arsenicum rubrum), so Herz das Herz, Lunge Lunge, Milz Milz. Nicht Kuhherzen, nicht Schweinehirne für das Hirn des Menschen, sondern *das* Hirn, das des inneren (mikrokosmischen) Menschen äußeres (makrokosmisches) Hirn ist. Diese, und nur diese *anatomei* behandelt die *philosophei*, und das ist die *philosophei*, und ist die *philosophei*, aus der der Arzt erwächst. Wie groß ist die Gestalt des äußeren Menschen, ihr lieben Ärzte allesamt! Wie groß dessen *arcana*, dessen Tugend, Eigenschaft, Wesen und Kraft! Und was ist eure Spekulation und Erfinderei dagegen? Reinigen sollt ihr euch davon, sie von euch abtun, den rechten Grund erkennen sollt ihr, ihr Leib- und Wundärzte. Aus diesem sollt ihr wachsen, aus diesem sollt ihr entspringen, und nicht aus euren unreifen Köpfen, in denen nichts ist als Abweg und Irrweg. Ihr beiden, Leibarzt und Wundarzt, sollt beide von der *philosophei* ausgehn und auf einem gemeinsamen Grund stehn; nur in der Praxis sollt ihr euch unterscheiden. Auf beiden Seiten aber soll jeder von euch Leib- *und* Wundarzt sein, nur in der Ausübung unterschieden. Auf das hin sagen viele: Theophrastus (der noch euer aller Patron und Fürst werden wird) sei kein *philosophus*, sei kein *physicus*, sei nur ein *chirurgicus*. Schaut euch eure Blindheit – was den Grund angeht – genau an und beurteilt gewissenhaft alle Dinge davon her, dann werdet ihr entdecken, daß Theophrastus der größte *physicus* ist, der euch allen in der *physic* den Rang ablaufen wird. Und wenn ihr, die ihr pharisäisch in der Arzneikunst handelt, wie die alten Juden sprecht, ich sei ein Volksverführer, ich hätte den Teufel in mir, ich sei besessen, ich sei in der *nigromancei* (Hellsehen und Fernwirkung) ausgebildet worden, ich sei ein Magier – alle diese Dinge sagten auch die Juden zu Christus! Ich bin so groß, daß ihr nicht wert seid, mir den Schuhriemen zu lösen! Und wenn ihr auch nichts anderes denkt, als daß ich ein *nigromanticus*, ein *geomanticus* (Weissagung aus der Beobachtung der Erde), ein *hydromanticus* (Wahrsagung durch das Wasser) oder ein *magus* sei, so werdet ihr doch unter meinen Füßen liegen;

gebraucht nur eure ganze Kunst und euer Wissen, es wird euch alles nichts nützen. Ich werd euch zum Teufel zurückschicken, von dem ihr sagt, er sei in mir, denn zu euch gehört er, nicht zu mir! Das ist immer die Manier der Bescheißer und Bauchpharisäer und Heuchler, daß sie sich so zur Wehr setzen und schützen: das, was in euch ist, wovon ihr besessen seid, das unterstellt ihr anderen. Hilft alles nichts! Man wird nichtsdestoweniger euch städtische Esel, euch fürstliche Kälberärzte, euch Prahldoktoren auf den Hohen Schulen erkennen. Ihr legt Zeugnis ab über euch selbst, daß ihr dies seid, und eure Verlautbarung ist wahr und richtig, denn ihr wendet eine ausgesuchte, auserlesene Schurkerei an: ihr laßt einfach den *lapislazuli* die *melancholia* purgieren, den *helleborus* (Christrose) das *phlegma* und den *rhabarber* die *cholera*. Wer hat euch gesagt, daß dem so sei? Die Tollheit sticht euch. Wenn es wahr wäre, was ihr gradiert, komponiert, ordiniert, wer brauchte da noch krank sein? Weil es aber nichts taugt – wer wird dadurch gesund?

Damit ich meine *auditores* (Hörer) nicht zu lange aufhalte, will ich diese meine *philosophei* hiermit abschließen, nachdem dargelegt worden ist, was sie wissen müssen; wenn sie die Dinge, die hier behandelt werden, nicht in sich haben, sollen sie sich in keiner Weise unterstehen, in die Arzneikunst einzutreten. Sie sollen sich die Werke ihrer Lehrer zu Herzen nehmen, nämlich: wie die so gar keine Nothelfer sind in der Not, wie die so wenige gesund machen und so traurig viele verderben! Und sie sollen sich das auf immer einprägen, auf ihre Lehrer zu achten, wie dort der falsche Arzt mitläuft, auf daß ihr nicht in dessen Fußstapfen tretet! Und beurteilt ihr ihre Lehren, laßt es nicht sie selbst beurteilen! Denn sie geben nie klein bei, haben allemal recht und behalten allemal recht. Ich schreib, damit ihr nicht wieder verführt werdet. Bitt euch: lest es, und lest es ganz! Mit Fleiß, nicht mit Neid, nicht mit Haß – weil ihr doch Schüler der Arzneikunst seid. Lernt aus meinen Büchern, damit ihr mein Urteil und das der anderen kennenlernt, und dann nach eurem eignen Urteil euren Weg geht. Denn solange der Grund der Arznei nicht dazu führt, daß ihr erkennt, daß die vier Elemente gleich sind, daß ihr sie für den Mikrokosmos auffinden und heranziehen sollt, solange könnt ihr nicht zum Grund kommen. Denn wie es Metalle im Wasser gibt, so gibt es auch Metalle in der Erde, so im Feuer, so auch in der Luft. Ihr habt Mercurius im Wasser (Quecksilber) und einen entsprechenden Mercurius in der Erde – das ist *sanguinea* (vielleicht panicum sanguinale – Bluthirse) und einen ebensolchen Mercurius im Feuer –, das ist der Mercurius selber –, und in der Luft entsprechend *manna*. Also gibt es vierfach den Mercurius, vierfach die Metalle, und haben im Menschen ein und dieselbe Wirkung. Denn vierfach ist der Mensch, vierfach die Arznei, je Organ zu Organ; so findet ihr viererlei Schnee, viererlei Melissen, viererlei *thereniabin* (Himmelstau), viererlei Amethyste. Und wenn es nicht so ist, daß ihr euch in diesen Dingen vorzüglich auskennt, könnt ihr euer Fach nicht ohne Irreführung und Betrug versehen. Ihr müßt wissen und kennen: die viererlei *chelidonien* (Schöllkräuter), die viererlei *verbenen* (Eisenkraut), die viererlei *angelicken* (wahrscheinlich archangelica officinalis – Engelwurz), *anthos* (Rosmarin), *antheras* (wahrscheinlich Graslilie). Wenn ihr die kennt, dann könnt ihr voll und ganz in die Arzneikunst eintreten; denn hier liegt zugleich die Kenntnis des Herzens, der Leber, der Milz, der Nieren, des Hirns und aller Teile im Leib. Kein Gran Wahrheit werdet ihr finden, wenn ihr nicht der Figur folgt, die die Natur vorgezeichnet hat. Ihr seht, daß nichts im Menschen liegt, was nicht außen an ihm verzeichnet wäre – seine Treue, seine Falschheit etc. Die Natur zeichnet ihn. Sie ist aber dermaßen subtil, daß sie solche Doktoren und Lehrer, derartige Meister und Ärzte nicht am Leibe zeichnen kann, denn sie sind nicht mehr in der Bildung ihres Leibes begriffen, sind nicht mehr in der Gebärmutter. Würden sie mit dieser *fantasei* und Tollheit schon geboren, würdet ihr Wunder was für seltsame Figuren sehen, mit denen die Natur sie absonderlich zeichnen würde. Nun aber, damit sie doch nicht ungezeichnet bleiben, wenn sie gleich nicht mehr im Mutterleib liegen, zeichnet sie sie durch Magie folgendermaßen: sie zieht ihnen bestimmte Kleider und Kappen etc. an, damit tragen sie ihre Narrenzeichen. Und nicht nur Narrenzeichen, sondern auch Bescheißerzeichen. Dazu gehören die pharisäische Kleidung, Schmuck, Halskrausen, Ringe und anderer Klimperschmuck, Bulletten, Barettlein, Narrenkappen, wobei diese äußerliche Zierde nicht vom Grund der Arznei, sondern vom Grund des Lichts der Natur her zu verstehen ist: die Natur signiert so die entsprungenen Narren. O ihr lieben Freunde, die Natur zeichnet den Menschen und ist dabei wahrhaft. Aber etwas Großes ist das, daß sie diese Zeichen so gut verbergen können und sich immer wieder andere dafür zulegen. Wenn sie zum zweiten Mal von der Natur die Form empfangen würden, für ihre Kunst, Weisheit und was sonst in ihnen ist und was sie sonst verstehen – ihr würdet wunderliche Figuren sehen! Arabien würde, alle Kameltiere und Büffel eingerechnet, keine seltsameren Monstrositäten besitzen. Die Figuren würden ausgehen; so viele gibts von diesen Narren – bis da ein jeder sein Zeichen hätte! Ein großes Verwundern finge an unter denen, die es erkennen würden... Die Magie macht es kurz und bündig: sie hängt ihnen Kappen an und läßts dabei bewenden. Ein jeder Narr hat genug an seinem Narrenkolben oder an der Narrenkappe.

Der zweite Traktat
von der *astronomia*

Da der Mensch in seiner Zusammensetzung ganz dargestellt werden soll, so lernt zuerst erkennen, wie ihr die *corpora* des Firmaments im mikrokosmischen Leib wahrnehmen könnt. Denn die Gestirne im Leib haben ihre Eigenschaft, Art, Wesen, Natur, Lauf, Stand, Teil gleich wie die äußeren Gestirne, sind nur in der Form verschieden, das heißt in der Substanz. Denn so wie es im Äther ist, so ist es im Mikrokosmos, und was beider Natur angeht, so sind sie *ein* Ding und *ein* Wesen. Da es mein Vorhaben ist, die Stellung der Planeten und Gestirne des ganzen Firmaments zu behandeln, die ein Arzt wissen muß, so behandle ich hier ausschließlich die *anatomia* beider Wesen (Gestirne des Makrokosmos und des Mikrokosmos), ihre Stellung und ihre Natur; wenn ein Arzt das nicht weiß, verdient er kein Lob. So wißt, daß das Gestirn im Himmel kein *corpus* hat: weder liegt es, noch hängt es, noch steht es, noch liegt es nicht, sondern frei wie eine Feder in der Luft schwebt, so schwebt auch das Gestirn. Im Menschen ist es ebenso, das ist an der Natur und am Lauf zu erkennen. Wenngleich da eins am andern hängt und ein *corpus* ist – denn es steht, liegt oder hängt etc. – so soll doch dieses Aneinanderhängen vom Arzt so wenig wichtig genommen werden, als sei es gar nicht so, denn das kommt von der irdischen Artung; der Arzt aber soll darauf nicht achten, sondern nur die *anatomei* erkennen, als wäre gar nichts vorhanden, woran es hinge oder stünde. Sondern gleichermaßen wie im Himmel alle Sterne frei stehen und an nichts hängen, so soll auch der Arzt die *anatomei* im Menschen kennen und nicht herumzetern wegen dem Anhängen: das hängt an dem, das an dem, das sitzt auf dem und das auf dem! Solche Dinge sind *localia non pendentia* (Nebensächlichkeiten), sie fördern den Arzt nicht, sie hindern eher. Wenn man auch so viel ertasten kann, daß man herausfindet, daß aus einem *corpus* eine Ader in das andere geht und daß diese Ader dazwischenhängt und von einer zur andern Substanz führt, sollst du es doch nicht auf diese Weise auffassen, sondern: du siehst am Himmel, daß ein Stern einen andern *tingiert* (umwandeln, verändern) und hat doch keine körperliche Verbindung durch eine Ader. So wie das dort geschieht, versteh es auch im Leib, damit du nicht die sichtbaren Verbindungen, Adern etc. wichtig nimmst; denn was der Arzt wissen soll, ist allein das, was ihm der Himmel zeigt. So wie die Sonne – ohne *corpus* und Substanz – durch ein Glas scheint, so verhalten sich auch die Gestirne je eines zum andern; so ist es auch im Leib. Und das, was nicht *corpus* ist, das ist die Krankheit, und das, was *corpus* ist, ist nicht die Krankheit.

Die Luft seht ihr, als sei sie ein *corpus* des Firmaments, denn es steht auf ihr. Doch ist sie kein *corpus* und ist doch die, die das Gestirn trägt und niemand kann sie greifen. So ist das Wesen und das Mysterium, die ihr innewohnen, daß das *chaos* (Luft) die Gestirne, Sonne und Mond, hält und trägt. Wir sehen weder den Stuhl, noch den Träger. Der Eidotter ist dem Gestirn gleichzusetzen, er wird getragen vom Eiklar, das ist seine Luft. Aber das Eiklar ist sichtbar, ist zu greifen: so ist es in der Natur geordnet, daß das *chaos* im Ei sichtbar sein soll, beim Gestirn unsichtbar. Ihr sollt wissen, daß es nicht anders zu verstehen ist in der Sphäre von Erde und Wasser; die ist rund und niemand sieht, wer sie trägt. Und wir, von Erde und Wasser getragen, gehen durch dasjenige und wandern durch dasjenige, was die beiden trägt; d. h. wir gehen im *chaos*, durch eben jenes *chaos*, das die Erdensphäre trägt, so daß sie – sowenig wie ein Dotter in seinem Ei – fallen kann. Der kann sich auch nicht nach irgendeiner Seite verrücken, sondern muß inmitten des Eiklars liegenbleiben. Ebenso wie der Dotter gezwungen wird, im Klar zu liegen, aus derselben Kraft heraus werden auch die Erde und ihr Wasser gezwungen, derart unverrückt in ihrem Klar zu bleiben, das lauter ist und klar ist, und niemand sieht es, und niemand kann es greifen, und ist doch da, und ist das Eiklar, das die Erde trägt und ist das *chaos*. Darin wandern wir auf dieselbe Weise herum wie ein Hühnlein, das aus dem Klar schlüpft, nicht aus dem Dotter; sein Leben ist im Eiklar, sein Wandern im Eiklar, und es wird und lebt darin. Entsprechend sollt ihr auch wissen, daß wir Menschen wie Hühnlein in diesem *chaos* wandern und leben. Für das Hühnchen ist es beschaffen auf ihm gemäße Art, dem Eidotter auf ihm gemäße Art und dem Menschen auf ihm gemäße Art. So bleibt das Ei Ei in seinem Klar und die Erde Erde in ihrem *chaos*. Deshalb begreift, daß so viel für uns vom Ort abhängt, und daß Unterschiede durch den Ort entstehen, aber daß es doch *ein* Ding ist, das Ei und die Welt, zugleich auch zwei sind; dergestalt können wir auch den Mikrokosmos verstehen, wenn ich voraussetze, er sei von der Luft und vom Gestirn gebildet, d. h. daß er diejenigen selbst ist. Im Menschen sind nämlich Sonne, Mond und alle Planeten, desgleichen sind auch alle Sterne in ihm und das ganze *chaos*. Von diesen Dingen gelüstets mich, weiter zu schreiben.

Ihr wißt nun, daß der Himmel in uns wirkt; nun müßt ihr auch wissen, wie er in uns wirkt. Durch eine Mauer bewirkt die Sonne von oben nichts, wirkt nur durch das ihr Zugedachte, d. h. durch das Fenster, das in der Mauer ist. So auch die Luft – die muß durch Fenster aus- und eingehn; an verschlossenen Dingen kann die Arbeit der Gestirne nicht ansetzen. Nachdem dazu ein Fenster dasein muß, so erfahrt wie das auch beim Menschen gilt: der ist in die Haut eingeschlossen, und die Haut umgibt ihn, und demnach kann das Gestirn nichts bewirken. Aber warum und wie es doch in ihm wirkt, das hört: gleicherweise wie die Sonne durch ein Glas in einen Palast oder Saal hineinscheint, und das Glas nicht zerbricht, so geht sie auch in den Leib hinein. Und wie das Glas den Sonnenschein bricht, so daß er nicht so vollkommen ist wie außerhalb des Glases, so ist auch ein ebensolches Medium zwischen dem Gestirn und dem Menschen, das es in seiner Wirkung bricht. Und wie man einen Vorhang vorhängen kann, so ist der Mensch in seinem Willen so beschaffen, daß er diesen Werken Vorschub leistet oder sie verhängt. Nun aber weiter: es muß etwas im Leib sein, was die Gestirne annimmt, wenn sie auf den Leib wirken. Denn wenn nichts im Leib wäre, was es annehmen würde, dann könnte das Gestirn nicht hinein – wie auch die Erde die Sonne annimmt, denn es ist eine anziehende Kraft in ihr, die die Sonne anzieht. Wie ihr auch seht: die Erde nimmt den Regen an, die Felsen nicht; der Erde nützt er, den Felsen nicht. Wenn also der Leib im Leib ein Felsen wäre gegenüber dem Gestirn, so nützte der Himmel dem Leib so wenig wie der Regen dem Felsen. Nun ist es aber nicht so, vielmehr der Leib zieht den Himmel an. Was das aber ist, was ihn anzieht, das ist die große göttliche Ordnung. Wenn der Mensch aus den vier Elementen gekommen und aus ihnen zusammengesetzt ist – nicht der *complex* (Körperbeschaffenheit) nach, wie einige sagen, sondern teilhat an deren Natur, Lauf, Wesen, Eigenschaft, Früchten etc. – so weiß man damit, daß im Menschen der junge Himmel liegt. Das heißt: alle Planeten haben im Menschen ihr Ebenbild, ihre Signatur und ihre Kinder, und der Himmel ist ihr Vater. Denn der Mensch ist nach Himmel und Erde gemacht, denn er ist aus ihnen gemacht. Wenn er nun aus ihnen gemacht ist, dann muß er seinen Eltern gleichen, genauso wie ein Kind, das auch alle Gliedmaßen seines Vaters hat. So hat auch der Mensch die gleichen wie sein Vater: sein Vater sind Himmel und Erde, Luft und Wasser. Da nun Himmel und Erde sein Vater sind, so muß er deren ganze Art haben, und alle ihre Teile, und kein Haar darf daran fehlen. Aus dem allem folgt, daß der Arzt wissen muß, daß im Menschen Sonne, Mond, Saturn, Mars, Merkur, Venus und alle Sternzeichen sind, der nördliche und der südliche Sternenhimmel, der Wagen und alle Viertel des Tierkreises. *Das* muß der Arzt wissen, wenn er vom Grund der Arzneikunst sprechen will, weiß ers nicht, so ist er nix als ein totaler Bescheißer, betreibt die Arzneikunst wie ein Bauer, der *coloquint* (Kürbis) in Wein hängt und alle Menschen damit heilt. Mit der Sorte Vernunft, mit der er das macht, mit der selben Sorte Vernunft hat es auch der Avicenna gemacht.

Soll es denn nichts wert sein zu erkennen, daß der Mensch wie sein Vater angesehen und anatomisch betrachtet werden soll und nicht unabhängig von diesem? Wie der Vater ist, so ist auch der Sohn, was Leber, Milz, Hirn etc. angeht, und wie das eine, so das andere. Wie kann sich ein Arzt zufriedengeben mit der stümperhaften anatomischen Lehre Galens etc. und sich herleiten und gründen auf derartige Bücher, in denen weder *anatomei* noch etwas anderes gelehrt wird, sondern nur Dinge, die der wahren *anatomei* zuwiderlaufen. Deshalb ermahne ich alle, die etwas wissen wollen von der Arzneikunst oder lernen wollen in der Arzneikunst, daß sie vor allen Dingen den Vater des Menschen erkennen, wer dieser ist und wie er ist, damit dann, wenn der Vater recht erkannt wird, der Sohn desto leichter richtig zu erkennen ist. Denn ohne den Vater gibt der Sohn sich nicht selbst zu erkennen, und der Vater offenbart den Sohn, der Sohn aber nicht sich selbst. Wenn nun der Vater den Sohn offenbart, dann offenbaren auch Himmel und Erde, Wasser und Luft den Menschen, denn sie sind der Vater; und da der Vater der Offenbarer des Sohnes ist, wie kann dann einer Arzt sein, der nicht durch und durch erfahren und fest verwurzelt in der *astronomei* ist bei allen Dingen, die man notwendigerweise nur von dorther verstehen kann? Ist es nun unbillig von mir, den Avicenna, den Possenreißer Galen etc., den Trusianus Gentilas etc. (medizinische und wissenschaftliche Autoritäten) zu verwerfen, die aus nichts anderem als aus ihrem eigenen fantastischen Kopf heraus sprechen und mit nichts anderem ihre Sachen beweisen, als mit ihrer eigenen Autorität! Wo doch ein Arzt nichts schreiben oder lehren oder anwenden soll, es sei denn, er hätte es in der Natur höchlich erwiesen und demonstriert gefunden und darauf gegründet – so wie es oben steht; und diese Leute wollen einfach durchpreschen und verachten das, was sie zuallererst wissen sollten! Was soll ich denn anderes von ihnen sagen als das, was alle meine Bücher von ihnen kund und zu wissen tun, durch Schelte und Belehrung und Aufzeigen eines anderen Weges? Nun aber weiter: ihr sollt wissen – wie ich anfangs dargestellt habe – daß der Himmel dergestalt vom Arzt erkannt werden soll, wie er an sich selbst ist; und so, wie er an sich ist, so ist auch des Menschen *anatomei*. Hieraus kommt also die *anatomei* des Menschen, aber es ist nur der eine Teil, über den ich hier berichte; denn die Luft ist der zweite Teil, und beide sind hier *ein* Teil. Da müßt ihr mir alle durch, ihr Ärzte! Und ich werds erleben, daß ihr euch alle darin erwürgen werdet wie ein Vogel im Garn, mit euren Büchern über *astronomei, philosophei, theorica, physica* etc. Und wie ein Hirsch, der im Sprung ist, und der in dem Augenblick, wo er am erhabensten und stolzesten ist, in die Schlinge fällt, genauso werdet ihr, die ihr euch noch nicht einmal die Hörner abgestoßen habt, in die Dreckpfütze fallen, wo die Bettelstudenten ihre Grabstätte haben.

Nun weiter: im Menschen liegen die Kinder der *ascendenten*, d. h. der Gestirne; das ist nicht anders zu verstehen als das Verhältnis Adams zu seinem Vater, das heißt, zu Himmel und Erde. So wie der Mensch zwar eine andere Gestalt an sich hat als sein Vater (Makrokosmos), und doch sonst in nichts von ihm unterschieden ist als darin, was die Augen sehen und begreifen, so verhält es sich auch mit den Gestirnen im Menschen, und dergestalt wird der Mensch von viel tausend Vätern und ebenso viel tausend Müttern gemacht, und all die Wirkungen, die Vater und Mutter haben und ausüben, die werden auch in den Kindern sein. Wenn sie nicht ganz anders erzogen werden, werden sie den Eltern nachschlagen und deren Wirkungen – die ihr *impressiones* nennt – gehorchen. Es sind *impressiones*, und zwar dergestalt: ein Vater unterrichtet und erzieht sein Kind nach seiner Art und nach seinem Willen – das ist *impressio, a patre influentia* (Einfluß des Vaters). So verhält sich hier, in diesem Bereich, der Himmel nicht anders als ein Vater zu seinem Kind. Und wie ein Kind sich selbst auf anderes richten und anderes lernen oder durch andre sich auf andere *impressiones* werfen kann, so ist es auch hier. Das Gesagte gilt für die *mysteria*. Was aber die *arcana* angeht, ist das Erbe zwangsläufig. Das heißt, kein Kind kann auch nur das geringste Glied, das es von seinem Vater hat, von sich werfen, weder Nase, Augen, Ohren, Zähne, Herz, Lunge, Leber etc., sondern muß sie alle behalten. Nachdem sie zwangsläufig im Menschen sind, müßt ihr wissen, daß die Menschen durch diese Dinge Hunger und Durst befällt und sie also Hunger und Durst vom Vater erben. Wenn nun der Sohn zum Vater in einem solchen Verhältnis steht und der Vater zum Sohn, so erkennt auch, daß die Gestirne im Menschen so sind, daß sie mit ihrer *anatomei* den Himmel beerben und aus ihm trinken und essen. Daraus folgt: wie der Mensch zu einem Teil von der Erde ist, muß er von der Erde essen, entsprechend ein Teil vom Wasser, darum muß er vom Wasser trinken, und von der Luft ein Teil, weswegen er sie braucht und einziehen muß. Erkennt, daß er so auch eine anziehende Kraft gegenüber dem Himmel in sich hat. Nun folgt daraus, daß die inneren *ascendenten*, Zeichen, Planeten etc., wenn sie im Lauf des Mikrokosmos herrschen, gegenüber dem äußeren Firmament in Begierde verfallen und es anziehen, wie die Erde den Regen. Ist das gesund, was sie anziehen vom Himmel, dann ist es gut, wo nicht, dann ist es Gift. Wie einer, der auf einen Acker Gänsedreck schüttet, der verdirbt ihn – so entstehen die Krankheiten durch den Himmel, und übrigens nicht nur die Krankheiten, sondern auch die Gesundheit. Denn gleich wie die Krankheit kommt auch die Gesundheit von außen heran – wir sind also weder zur Gesundheit bestimmt noch zur Krankheit, sondern wie der Lauf einen findet und führt, gesund oder nicht gesund, so ist man; diese Dinge stehen unter der Herrschaft der Konjunktionen. Deshalb wißt bei allen Dingen, daß wir gegenüber der äußeren Welt vieltausendfach anziehende Kräfte in uns haben; denn nicht zu zählen ist der Vater des Menschen in seiner Vielzahl und unzählbar sind auch im Menschen die Kinder dieses Vaters. Gleicherweise, wie nur ein Vater ist und nicht mehr, der uns geschaffen und geordnet hat und dem wir gleichen – so gibt es wiederum in der Natur, aus der wir geschaffen sind, um so wunderbarer unzählige Väter. Keine Zahl ist kleiner als eins, kleiner kann nichts sein, die letzte und höchste Zahl aber – wer kennt die? Oder wer ist ans Ende der Zahlen gekommen? So unmöglich es ist, kleiner als eins zu zählen, so unmöglich ist es auch, bis ans Ende der Zahlen zu zählen, denn man kann nicht über das Ende hinauszählen. Wer weiß das Ende? So hoch und so groß ist der Mensch geschaffen, daß er ein Mensch ist, auch nicht weniger sein kann, und ist von Natur aus so mit vortrefflichen Vätern und Kindern versorgt und geschaffen, daß deren *arcana, mysteria, magnalia* (geheime, lebendige Naturkräfte, Wirkenskräfte) zahllos sind und man nicht deren Zahl kennt. Nicht ohne Ursache, sondern deswegen überantworte ich die lügenhafte Skribenten und Doktoren, die Meister und Ärzte dem Feuer, da sie die Kunst der Arznei und deren Grund so leichtfertig mit viererlei Sorten Dreck abdecken wollen. In diesem Dreck sollt ihr ertrinken und ersticken, einer in der *cho-*

lera prassina, der andre in der *cholera vitellina*, der nächste in der *cholera adusta*, der nächste im *phlegmate salso*, und eure Seelen sollen im Dreck weissagen und mit den Fliegen um den Arsch fliegen.

Vor einem solchen Grund wird verständlich, daß auch der große Mensch krank liegt, und zwar ebenso wie der kleine. Aber der kleine wirkt nicht auf den großen ein, sondern nur der große auf den kleinen. Hieraus ergibt sich die Möglichkeit, zukünftige Krankheiten vorherzusagen, und zwar solche, die den *aether* (Himmel) angehn. Demzufolge muß ein Arzt so viel davon verstehen, daß, wenn die oberen Zeichen unüberwindlich und todbringend sind, daß dann die Krankheit des Menschen der Arzneikunst übergeben werden soll. Wo nicht, da ist der Himmel nämlich selbst die Arznei. Denn darum wird dies geschrieben und dargelegt, weil nämlich viele Krankheiten mit Arznei behandelt werden, die der Himmel selbst wieder nimmt und nicht eine Arznei. Denn was meint ihr, wie groß die Verirrung ist, wenn der Himmel einen krank macht und der Arzt mischt sich hinein und will diese Krankheit heilen, dabei ist sie dem Himmel anbefohlen! Unter »himmlischen Krankheiten« versteht zwei verschiedene Arten: eine, die der Arzneikunst anbefohlen ist, und eine, die ihr nicht anbefohlen ist. Die ihr anbefohlen ist, das ist die Krankheit, die der Himmel durch Gift verursacht, und es dann dabei beläßt; er bewegt sich weiter, heilt daran nichts mehr, nimmt sich der Krankheit nicht an, weder zum Bösen noch zum Guten, sondern legt seinen Einfluß nieder und läßt es sein, wie es ist. Die Krankheit, die nicht der Arzneikunst anbefohlen ist, ist diejenige, die der Himmel in seiner Macht behält und nicht aus seiner Oberhoheit entläßt – ob die Kranken sterben oder genesen, es ist der Himmel. Darum erkennt, daß derartige Krankheiten, die der Himmel nicht aus seiner Oberhoheit entläßt, der Arzneikunst nicht anheimgegeben sind und nicht behandelt werden sollen. Nach dieser Belehrung ist es also notwendig, daß ein Arzt weiß, was der Arzneikunst, und was nicht der ärztlichen Kunst zugewiesen ist. Denn wenn er eine Krankheit behandelt und diese Krankheit ist noch in der Macht des Himmels, so wird er den Kranken dem Himmel nicht entreißen können: der Himmel ist sein Meister – als Arzt oder als Henker. Das aber steht fest: wenn der Arzt an dieser Stelle dem Himmel in die Arzneikunst pfuschen will und sich untersteht, den Kranken gemäß seiner Einsicht zu behandeln, dann ist all seine Arznei umsonst und ist Gift für den Kranken. Ihr Ärzte meint, es sei nicht nötig, daß ich euch diese Art Gift hier vor Augen führe, weil ihr da reinpatscht wie ein Bauer in die Pfütze; wenn ihr des Himmels Art nicht kennt, dann laßt den Himmel ungestört, und laßt ihn in Ruhe wirken. Denn ehe er selbst von dem Kranken abläßt, schadet ihr diesem Kranken unterdessen; in der Folge würde er durch den Himmel frei und gesund werden, wird es aber wegen euch nicht. Ihr habt ihm geschadet und ihm eine längere Krankheit eingebrockt, als der Himmel für ihn vorgesehen hat. Wenn ihr aber das nicht wißt, was wendet ihr dann Arznei an? Oder was ist denn euer Grund, daß ihr immer und immer wieder dermaßen blind in diesen Dingen handelt und euch zum Mordhandwerk rüstet und bereitfindet, aus Unkenntnis? Auf die Erkenntnis dieser Dinge ist nicht zu verzichten, denn wo sie nicht ist und wo dies Wissen fehlt, da wachsen dann die Ärzte heran, die den Kirchhof bevölkern helfen – wie ja auch die Doktoren und Meister von den Hohen Schulen den Brauch haben, daß keiner von ihnen was taugt, wenn er nicht viele Kirchhöfe gefüllt hat. Und wenn er alle Kirchhöfe voll hat, dann kann er immer noch nichts, und füllt nicht nur Kirchhöfe, sondern auch Felder und Gärten. Und sie morden, was sie berühren.

Deshalb halte ich das für einen guten Grund der Arzneikunst, wenn einer seine Kunst versteht und darum nicht aus derartiger Unwissenheit mordet und einen Kirchhof anlegt. Urteilt nun selbst, wie recht diejenigen haben, die meinen Grund der Arzneikunst verwerfen, ob sie oder ich das Mordhandwerk ergreifen und ausüben, oder wer von uns am besten dasteht, wenn es auf die Wahrheit der Kunst ankommt?

Es kommt noch ein weiterer Grund aus der *astronomei*, wenn nämlich Krankheiten durch Infektion der anderen Elemente zustandekommen, indem diese in gleicher Weise wie der Himmel wirken. Man kann sie als die anderen Teile und Väter des Menschen verstehen. Wenn man den Himmel nicht erkennt, dann können auch sie im Grund ihres Wesens nicht begriffen werden. Denn es kommt vor, daß eine Arznei einmal Gift ist und einmal Arznei ist, bei *einer* Krankheit, in *einer* Stunde, und zwar darum: der Himmel hat die Arznei inne, und er regiert sie. Da er sie regiert, so ist derjenige, der regiert, als gewichtiger anzusehen als der, der regiert wird; dann muß aber derjenige, der regiert wird, durch denjenigen erkannt werden, der ihn regiert. Daraus folgt aber, daß weder die *purgantia* (Abführ- und Reinigungsmittel) die Krankheiten wegnehmen, noch die *digestiva* (Verdauungsmittel) die Krankheiten digerieren, genauso wenig andere *gradus, qualitates* und *complexiones*. Denn diese Schulweisheiten sind alle falsch. Deshalb folgt hier der Grund, damit man wisse, wie der Himmel die Krankheiten und wie er die Arznei regiert. Denn einerseits – wie oben steht – regiert er die Krankheit, und so regiert er auch die Arznei aus den anderen Elementen. Denn sein sind die *arcana*. Weil sie aber sein sind, weil es seine *impression* und *generation* (Erzeugung) ist, ist sehr darauf zu achten, daß man auch weiß, was diese *impression* ist, und wie es zugeht damit. Denn wenn es an diesen Punkten fehlt, dann sagt ihr, die *gradus* seien nicht richtig verordnet gewesen, oder anderen derartigen Schnickschnack, oder ihr wärt zu spät gekommen, wo nichts anderes passiert ist, als daß eure Erkenntnis mit Hilfe der Grade falsch ist, und daß ihr die *revolution* (Umlauf, Bahn) und die *operation* (Wirkung) des Himmels erkennen müßtet. Also merkt auf: in der *bursa pastoris* (Hirtentäschelkraut) ist die Kraft, Blut zu stillen, ebenso *dysenteria* (Ruhr) etc., und Menstrualflüsse. Zugleich ist auch die Kraft in ihr, den *fluxus ventris* (»Bauchfluß«; Durchfall) zu erzeugen, das Blut nicht zu stillen, sondern eher zu provozieren; und ebenso ist es bei vielen anderen Dingen, die purgieren sollen und dabei restringieren (zusammenziehen, verstopfen) und also die gegenteilige Wirkung hervorbringen und wie ein Wüterich erscheinen. Wer ist schuld daran? Allein nur der Himmel, der im einen Menschen so ist, im andern anders, der den einen dahin, den andern dorthin führt und die Arznei im einen so, im andern anders wirken läßt. Denn alle Wirkungen und Tugenden der Arznei unterliegen der

Führung des Himmels, je nachdem wie er sie *concordiert* und *coniugiert* (zur Übereinstimmung bringt und verbindet). Bringt er sie nicht recht zur Übereinstimmung, dann wirds mit seiner Unternehmung nicht vorangehen. Es kommt darauf an, daß du bei all diesen Dingen überblickst, wie die Arznei zu erkennen und gebrauchen sei bei deiner Unternehmung, damit du den Himmel für beide Wirkungen günstig findest, einmal was die Krankheit, einmal was die Arznei angeht. Denn die Kräfte, wie sie dir der Plinius beschreibt oder Dioscorides oder Macer etc. (antike medizinische Schriftsteller), werden sich nicht einfach nur so einstellen, wie es dir der Buchstabe verspricht. Plinius hat das selber ohne Verstand geschrieben, nach Art der Experimentler, und diese Art kann keinen Arzt hervorbringen, sondern der Grund muß den Arzt hervorbringen, den ich euch hier vorlege. Wenn ihr wißt, was in einem Kraut ist, dann wißt ihr noch nichts. Ihr müßt auch wissen, wie die Kraft in diesem Kraut zur Vollendung kommt, und welchen Weg sie dazu einschlagen will und wie sie dabei geführt werden kann. Denn wenn du das nicht kannst, dann ist alles vergeblich und nichtig; dann stehst du Arzt da wie ein Fasnachtsgockel und ein Narr. Wenn es nicht hilft und nichts taugt, dann verwunderst du dich wie über ein Meerwunder und sagst: bei Gott, da und da stehts geschrieben, da und da hats geholfen! Dies muß eine göttliche Plage sein! Denn meine Kunst ist richtig seit je. – Es liegt daran, daß du ein Narr bist und die *concordanz* der Natur nicht kennst!

Da nun so viel am Himmel liegt und daran, seine Wirkung auf die Arznei zu kennen – über die er Gewalt hat und die er regiert – so ist es notwendig, daß allein der Grund beachtet wird, den ich lege, und kein anderer, und daß die alten Skribenten ins Feuer geworfen werden. Denn wer will sich mit den Lügen des Plinius vertrösten, wer will vertrauen auf die Berichte des Dioscorides, des Macer oder anderer Naturkundiger, die so und so beschaffene Kräfte in diesem und jenem behaupten, da soviel und dort soviel? Nun ists aber so: in einem Kieselstein sind saphirische Kräfte, ebenso rubinische Kräfte; daß sie gefunden werden, sich eröffnen und beweisen, liegt am Gang des Himmels. Entsprechend liegt es auch beim Saphir und Rubin am Gang des Himmels; gefällts dem Himmel und entspricht es seinem Gang, dann ist die Kraft in den Steinen, gefällts ihm nicht, dann ist sie nicht da, das ist dann, wenn die *concordanz* nicht da ist. Nun, auf Grund von Irrwegen und Unwissenheit – die Ärzte haben das nicht gewußt und zuwenig von dieser Kunst verstanden – haben sie den Himmel und seinen Lauf links liegenlassen und haben die Rezepte zusammenkomponiert; und diese ganze Zusammensetzerei von Rezepturen ist falsche Arzneikunst, ist die falsche, die betrogene Kunst und ist nichts als lauter Irrtum und Herumgelüge bei allen Autoren, vom ersten bis zum letzten. Denn als die Ärzte den Lauf des Himmels vergessen hatten, da haben sie aus lauter Verzweiflung solche Fantastereien ausgedacht und solche Lumpenregeln und Paragraphen gemacht; aber die wahre Kunst der Arznei will nicht derart ausgeübt werden, sondern sie will, daß das *simplex* (einfaches Arzneimittel) dem himmlischen Lauf entsprechend gegeben werde; dann wächst die Arznei in allen Gärten. Als aber unter den Ärzten das Wissen und die Kunst erloschen waren, da mußte man übers Meer fahren und Arznei einführen aus allen Ländern, was dort gut ist, muß auch hier gut sein. Auf diese Weise sind die Apotheker aufgekommen; und weil es Apotheker gibt und Mörser gibt, darum gibt es in der Arzneikunst keine Kunst als Geschwätz, Knauserei und Stümperei! Stümperei kennzeichnet alles, was außerhalb der wahren angemessenen Kunst gebraucht wird. Ihr Ärzte, besinnt euch alle, wie ihr das verantworten wollt, daß ihr selber sagt, daß ein Ding manchmal hilft und manchmal nicht; aus welcher Ursache das wohl geschieht? Wenn ihr das wißt, so wißt ihr auch, was ich euch da vorhalte, und dann könnt ihr euch mit der Kunst vertrösten. Denn was ists, worüber Plinius etc. viel geschrieben hat und andere ebenso? Es ist wahr, und noch viel mehr ist wahr, nicht nur bei den von ihm genannten, sondern auch bei andern natürlichen Dingen, in denen auch derartige Kraft ist. Dies zu wissen, ist keine Kunst, sondern das ist die Kunst, daß eine Wirkung geschieht. Da liegt der Butzen, nicht im Wissen, sondern im Vollbringen; das ist die Kunst des Arztes. Auf Grund dieser Kunst treibt *hypericon (Johanniskraut)* einmal *ascarides* (Spülwürmer) aus, einmal *ver-*

mes (Würmer), einmal *serpentes* (Schlangen) etc.; so kann Eisen mit der Kraft des Goldes wirken, die Amethyste haben dann die Kraft der Perle, und der Marmor wird so zum Hyazinth. Das ist die himmlische Wirkung dieser und vieler anderer Dinge, über die ich in *De potentia astronomica* schreibe. Aber um hier den Grund darzustellen, auf dem ein Arzt stehen soll, ist genug gesagt worden, auf daß die *auditores* der Arzneikunst dessen eingedenk sind und erkennen, was der Grund der Arzneikunst ist und was nicht, und worauf die Arznei sich begründet und wie sie angewendet und geführt werden soll.

Ein jedes Ding, das der Zeit unterworfen ist, das ist auch dem Himmel unterworfen; daraus folgt aber Fäulnis, Vergehen und neue Geburt. Wenn eine bestimmte Konstellation des Himmels zu ihrem Ende gelaufen ist, dann faulen die *corpora*, wenn sie nicht bis zum Ende gelaufen ist, dann erhalten sie sich und warten auf das Ende dieses Laufs. Deshalb faulen alle Dinge *nach* dem Ablauf einer himmlischen Konstellation und nicht während dieses Laufs. Dann vergehen die Dinge, dann verschwinden sie, dann fangen die Würmer an, wo etwas faul wird. Denn ohne diesen Lauf wächst keine Fäulnis, wächst auch kein Wurm. Der Ursprung der Würmer kommt aus diesem Lauf; sie entstehen aus einer jeden faulen *materia*, wenn der Lauf vorüber ist. Und wenn etwas anderes als Würmer sich daraus gebiert, dann lernt daraus, daß der Arzt den Himmel und nicht das *corpus* anschauen muß. Wenn es nun so ist, daß durch den Himmel die Heilung vollbracht wird und daß das *simplex* vom Himmel dazu bestimmt wird, warum sollte ich dann denen nicht dreinreden, die vom Himmel nichts wissen und auf der Erde hocken und sie nicht verstehen? Dann ist auch darauf zu achten, ob die Heilung von Dauer ist: je nachdem, ob du an der rechten Stelle den Himmel hineinführst, je danach hat die Arznei Bestand und demnach wirkt sie. Ist aber dein Wirken dem Himmel entgegen, und du flickst den Schaden nur kraft der Erde und nicht aus der Betrachtung des Himmels, dann bricht deine Arbeit schnell wieder auf – ein Schneider arbeitet haltbarer als du! Deshalb ist auch das eine Jahr glücklicher zum Heilen als das andere, ist eine Zeit mehr als eine andere, eine Zeit günstiger als die andere. Wenn du all dieses nicht weißt, was meinst du denn, was du für ein Arzt bist? Nichts als ein Pfuscher, der auf gut Glück durchstolpert – obs gelingt oder nicht... Es ist ein Mal gelungen, also muß es beim zweiten Mal auch gelingen: so sieht dein Fundament aus! Und wie viele, die der Himmel heilt – was du deiner Arznei zuschreibst – wie viele, die dir der Himmel krank macht – und deine Arznei vermag nichts und du meinst, die Ursache läge woanders – soll es dann unrecht von mir sein, daß ich dir dein Stückwerk vorhalte und vorhalte, daß dein *modus medicandi* nichts taugt und falsch ist? S' ist grad wie bei einem, der fischen will; wenn er Glück hat, gibt es Fische. Auf so einen Fischergrund basiert ihr Ärzte euren *modus practicandi* und meint noch, es hätte auf der ganzen Welt nie einen besseren gegeben und wollt nicht sehen, daß alles, was jemals auf diesem Grund erbaut worden ist, nur ein ganz verkehrter, falscher, beschissener Bau geworden ist. Und nichts Wahrhaftiges ist daran – wenn es nicht von ungefähr einmal gelingt! Deshalb liegen alle Gassen, Spitäler, Häuser und Winkel voller Kranken. Wenn eure medizinische Praxis so wäre, wie ihr vorgebt, so sähe man keinen einzigen Kranken in den Gassen. Weil sie aber nichts ist, als ein Beschiß für reiche Leute, nichts als Pfennigfuchserei, so beweisen diese Kranken, daß ihr Betrüger seid und nicht den rechten Grund besitzt. Keine Krankheit ist so schwer – wenn es denn eine Krankheit ist – daß es nicht eine Arznei zu ihrer Heilung gibt. Die kennst du aber nicht und findest sie weder im Avicenna, noch in deinen Consilien des Montagnana (Professor der Medizin in Padua und Bologna, gest. 1460). Willst du sie wissen, dann mußt du auf den Grund kommen, den ich hier darstelle und mußt mir nach und nicht ich dir, oder du wirst als Bescheißer sterben und deinen Erben nur Beschiß vermachen.

Wo ein Arzt die Krankheiten erklären, aufzählen und benennen will, lehrt ihn das der Himmel, denn dieser unterrichtet vom Ursprung und von der *materia* aller Krankheiten, und was sie sind – und *mehr* von Krankheiten kann man nicht wissen als das allein, worin uns der Himmel unterrichtet. Nachdem der Himmel darin unterrichtet, so berichtet er nichts anderes oder gibt nichts anderes als Grund an außer dem, wie ein Gras aus der Wurzel wächst, oder wie ein Stengel aus seinem Samen wächst und hervorgeht. Weil es im Grund kein anderes Wissen gibt, was Krankheiten sind und wie sie wachsen, so kann man auch nichts anderes von ihnen schreiben als das, was die *astra* lehren und anzeigen. Daraus folgt aber, daß wir, wenn wir Heilwege beschreiben, ebensowenig Grund haben, nach unserem Gutdünken etwas zuzuordnen oder vorauszusetzen außer dem allein, was wir aus der Unterweisung der großen Welt lernen und bemerken. Denn: in so viel Arten, wie sich die Krankheiten einteilen, in so viel Arten teilen sich auch die *astra*, so viele Ursprünge haben sie, so viele Gewächse gibt es und gehen alle aus der einen Wurzel, die weder kalt noch heiß, weder trocken noch feucht ist. Und wenn diese Krankheit Saturnus wäre, dann behält sie das Saturnische und wechselt weder den Namen, noch das Wesen, noch die Natur. Denn wie die Namen der Sterne lauten auch die Namen der Krankheiten. Dies ist die Krankheit des Mars, die der Luna, die des Sagittarius, die des Leo, die des Polus, die der Ursa – und anders läßt sich die Natur der Krankheiten auch nicht ergründen, wenn sie auch die Lügner als *humores* – cholerische, phlegmatische, sanguinische, melancholische Säfte – deklarieren. Und ebenso gilt es auch für die Gesundheit: die kommt von Saturn, die von Jupiter, die von Venus – damit ist ein Grund für ihrer beider – also Krankheit und Gesundheit – Wachsen, Ursprung und Herkunft gefunden. Denn das Kind kann den Vater nicht abtun noch verleugnen. Darum, wenn einer den Ursprung des Regens kennt, dessen Herkunft, Wesen und Art, dann kennt er auch die Herkunft der Bauchflüsse – der *lienteriae* (Durchfälle), der *dysenteriae* (Ruhr), der *diarrhoeae* (Durchfälle) und weiß bei diesen allen, was nottut und was ihnen eigen ist. Weiß einer den Ursprung des Donners, der Winde und Wetter, dann weiß er auch, wo *colica* herkommt oder *torsio* (Koliken). Wenn einer weiß, wie der Wetterstrahl, der Hagel, der Blitz entsteht und wächst, und was in ihm ist und was er ist, der kennt auch den Harn, den Stein, den Grieß, und alles, was den *tartarus* (Ablagerungen jeglicher Art im menschlichen Körper) berührt oder betrifft. Wenn einer die Konjunktionen alle zusammen kennt und die Finsternis, der kennt auch den *mors improvisa* (den jähen Tod), den

Schlag und seine Begleiterscheinungen. Wenn einer die neuen Zeitläufte versteht und deren Berechnung, von Tag zu Tag, von Stunde zu Stunde, der weiß auch, was Fieber sind, und wie viele es gibt, und wie sie sind. Wenn einer weiß, was bei den Planeten Rost ist, was ihr Feuer ist, was ihr Salz ist, was ihr Mercurius ist, der weiß, wie die *ulcera* (Geschwüre) wachsen und woher sie kommen, oder die *scabies* (Krätze), die *leprae* (Aussatz), die *sirei* (fressende Geschwüre). Wenn einer weiß, was Venus lenkt, und was in ihr ist, der weiß auch die Anliegen der Frauen und weiß von ihren Krankheiten und ihrer Gesundheit – und so bei allem. Muß das nun nicht von Grund auf betrachtet werden? Und wenn von diesem Grund nichts steht in den Kapiteln, wo vom Ursprung der Krankheiten geschrieben wird, dann ist alles falsch und nichts ist wahrheitsgemäß beschrieben. Denn so, wie es hier steht, nehmen die Krankheiten ihren Ursprung; das sollen wir kennen und nicht herumplärren wie Fantasten auf den Hohen Schulen und wie Kälber. Die schreien immer einstimmig, ob sie nun lachen oder jammern, ob es ihnen gut oder schlecht geht. So soll der Arzt nicht sein. Er soll gelernt haben und wissen, was er bei Krankheiten zugrunde legt und sagt, er soll das Wachstum und die *materia astrorum* (Stoff der Gestirne) kennen und nicht die der Säfte. Die Gestirne und die Leiber sind diejenigen, die leiden und sind diejenigen, die gesund oder krank sind, nicht *humor, cholera, phlegma* etc. Was alles beinhaltet, was zum Wissen des Arztes gehört, das ist die große Welt (Makrokosmos); alles andere: nichts als Betrug!

Weil nun der Arzt nur aus der äußeren Welt wächst und lebt, soll er darum der Weissager gegenwärtiger und zukünftiger Krankheiten sein und einer, der zeigt, welche Kraft und Macht eine jede Krankheit aus dem Stern, aus dem sie erwächst, genommen hat. Denn gleicherweise, wie du dir vor Augen halten und begründen kannst, wie eine Gestalt wächst, ebenso mußt du auch das Wachsen der Krankheiten verstehn, und zwar folgendermaßen: du siehst, daß aus dem Tannensamen eine Tanne wächst und du kennst die Form, die Gestalt etc. dieser Tanne, so wie sie werden wird. Wenngleich du das weißt, so weißt du doch nicht, was zu dieser Form hintreibt, du weißt aber doch, wie sie werden wird; so wisse es auch von den Krankheiten. Du weißt, wie *caducus* (Fallsucht) aussieht und du erkennst ihn; so wie dir das Gewächs bekannt ist, so ist dir auch der *caducus* bekannt. Nun weißt du aber nicht, was das ist, das die Form erzeugt, ebenso weißt du auch nicht, was das ist, was den *caducus* erzeugt. Es ist wohl wahr, du kannst das der Wachstumskraft zuschreiben, was es ist, was dabei zu Holz wird, was zu Blättern, was zu Rinde wird; die *materia* ist dir aber nicht bekannt und du weißt nicht, was sie ist, ehe sie da ist. Also von dem, was unsichtbar ist, soll der Arzt sprechen, und das, was sichtbar ist, soll ihm bekannt sein; wenn einer, der kein Arzt ist, die Krankheit erkennt und angesichts der Zeichen weiß, welche es ist, so ist er aber deswegen kein Arzt. Der ist ein Arzt, der das Unsichtbare kennt, das keinen Namen hat, das keine *materia* hat, und doch wirkt. Wer will dann noch sagen, daß derartige Krankheiten aus den *humores* (Säften) kommen, die doch sichtbar und nicht unsichtbar sind, und wo doch der Himmel nicht auf diese *humores* wirkt und nichts in diese *humores* einzeichnet. Denn die Krankheiten gehören dem Himmel an, und der Himmel regiert die Krankheiten, und die Krankheiten sind unsichtbar. Wie kann dann der *humor* eine Krankheit oder eine Krankheitsursache sein, wenn doch der Himmel die Ursache aller Krankheiten ist? Und sowenig man Wind und Luft angreifen und sehen kann, so wenig geht das bei Krankheiten. Wenn aber die Krankheiten nichts Greifbares sind, sondern wie der Wind, wie kann man sie dann purgieren und dadurch hinausschaffen? Alle *arcana* sind derart beschaffen, daß sie ohne *materia* und ohne *corpus* ihr Werk vollbringen. Denn die Krankheiten sind nicht *corpora*, darum muß Geist gegen Geist gebraucht werden. Wenn der Schnee vor der Sonne, vor dem Sommer vergeht – wer kann dessen *corpus* ergreifen? Niemand. Wenn du aber meinst, den Schnee könnte man als Krankheit nehmen und man müßte ihm doch ein *corpus*, zusprechen, so ist das, was den Schnee macht, kein *corpus* sondern ein Geist: und das ist der Schnee. Und ebenso ist das, was die *excremente* macht, was die *faeces* (Bodensatz, Niederschlag) im Leib macht – die du *humores* nennst – nicht die Krankheit. Das ist die Krankheit, was macht, daß es so wird. Wer siehts denn? Niemand. Wer greift es? Niemand. Wie kann dann ein Arzt bei den *humores* die Krankheiten suchen und ihren Ursprung aus ihnen behaupten, wenn doch die Säfte durch die Krankheit geboren und gemacht werden und nicht die Krankheit durch sie. Der Schnee macht nicht den Winter, aber der Winter macht den Schnee. Denn mit dem Wegschaffen des Schnees geht nicht der Winter weg; selbst wenn kein Schnee im ganzen Land läge, ist doch der Winter da. Dergestalt müßt ihr die Krankheiten aus dem Oberen (den Gestirnen) erkennen. Und wo ihr sie nicht von daher erkennt und doch vom Ursprung der Krankheiten handelt, da irrt ihr mit all euren Büchern und Schriften, wie ihr überhaupt bisher immer im Irrtum befangen gewesen seid. Das, was die Krankheit ausgeworfen und vergiftet hat, das habt ihr für die Krankheit gehalten, weswegen ihr so viele verpfuscht und tötet, bis endlich der Himmel selbst Arznei reicht, denn er ist ein besserer Arzt als ihr.

Da also die Arzneikunst so gar nicht auf Spekulation begründet ist, vielmehr allein auf den äußeren Menschen, d. h. auf den Himmel, die Gestirne und dergleichen, so nehmt allesamt zur Kenntnis, daß alle Arznei, die – außerhalb dieses Wissens – gebraucht wird, nichts ist als ein ganz falscher trügerischer Grund, in dem keinerlei Wahrheit, sondern alles Trug ist. Denn es erweist sich, daß außerhalb dieses dargestellten Grundes nichts da ist außer *fantasei*, die allein auf Mutmaßen und Meinen basiert. Wer ist der, der die Pestilenz durch die Haut sehen kann? Oder wer ist der, der erkennen kann, an welcher Stelle im Leib sie entsprungen ist? Oder wie es dazu kommt und was ihre *materia* ist? Kein Mensch kann das wissen. Wer aber den Himmel kennt, wer die Sterne weiß, wer *manna* (Honigtau, süßer Himmelstau) weiß, wer die *mineralia* weiß, der weiß auch, was die Pest ist und wo sie ist und wie sie ist, und ohne Kenntnis des Himmels und der Gestirne kann das kein Arzt wissen. Nachdem aber die Ärzte vom Grund der Arzneikunst abgelassen haben und *philosophia, astronomia* etc. haben fahrenlassen und sich selbst der *fantasei* verschrieben, ist nicht einmal für die einfachste Krankheit etwas vom Grund niedergeschrieben worden. Wie so ganz und gar Grund-los sind alle Kapitel der Wundarznei, in denen weder Grund noch Wahrheit steht, von den Skribenten geschrieben worden! Und wenn ich das sage, dann soll ich ein Ketzer der Arzneikunst sein, soll manchmal besessen sein oder einen Teufel in mir haben. Wer ist derjenige, der nicht verstehen könnte, daß die Arzneikunst einen andern Grund haben muß als den, den die andern behaupten; ebenso ists in der Leibarznei (innere Medizin), die voller Lügen steckt, wo sie vom Ursprung handelt und von der Ursache und der *materia*. Wer wird denn solche Schriften nicht für stümperhafte Erfindungen halten? Denn die Stümper spekulieren durch eine Mauer durch und sehen das Verborgene und das, was gar nicht zu sehen ist; wer wollte das nicht für Narretei halten? Denkt daran, wie groß und wie edel der Mensch geschaffen ist und welch großen Begriff von seiner *anatomei* das ergibt, und daß es nicht möglich ist, diese seine *anatomei* – von Leib und Tugenden – in irgendeinem Kopf, in irgendeiner Vernunft auszudenken, sondern aus der äußeren Welt muß der Grund herkommen, dann nämlich ist sichtbar und offenbar, was in ihm ist. Denn wie es außen ist, so ist es in ihm auch, und was außen nicht ist, das ist in ihm auch nicht. Und *ein* Ding ist das äußere und das innere, *eine constellation* (Stellung der Gestirne), *eine influenz* (Einfluß), *eine concordanz* (Übereinstimmung), *eine Zeit, ein Erz, ein tereniabin* (eine besondere Art von Himmelstau), eine Frucht. Denn es ist der *eine* limbus, in dem alle Geschöpfe verborgen liegen und sind – so wie im Samen, darin liegt der ganze Mensch, das ist *limbus parentum* (Limbus oder Limus ist das »Zeug« – der Auszug aus den vier Elementen – aus dem der Schöpfer Adam geschaffen hat). Denn der *limbus* Adams ist Himmel und Erde und Wasser und Luft gewesen, deshalb bleibt der Mensch im *limbus* und hat in sich Himmel und Erde, Wasser und Luft und ist das alles. Wer kann den Menschen erkennen ohne diese *philosophei* und *astronomei*, so daß es zu einem Arzt reicht, etwa durch Spintisieren, Fantasieren, Humoralisieren und dergleichen? Wer kann das? Niemand auf Erden. Wenn das aber unmöglich ist, dann muß ich die doch noch einmal Stümper nennen, denn die spinnen solche unmöglichen Sachen zusammen und freuen sich an so läppischen Einfällen wie ein Narr, der sich selber zum Weinen und zum Lachen bringt, sich Gewinn und Verlust einbildet, wie es ihm paßt.

Und in deren Arznei ist genausoviel Kraft, wie Kraft in der *fantasei* eines Narren ist. So ist also alle Arznei, die nicht voll Macht ihre Erkenntnis aus dem genannten Grund gewinnt, falsch und ist Lüge, und es steckt nicht mehr in ihr als Verkommenheit und ausgefuchste Gaunerei, um Edle und Unedle zu bescheißen.

Alchimia,
der dritte Grund der Medizin

Weiter zu dem dritten Grund, auf dem die Arzneikunst steht – das ist die *alchimei*. Wenn der Arzt dabei nicht aufs allerhöchste und stärkste bemüht und erfahren ist, dann ist seine ganze Kunst umsonst. Denn die Natur ist dermaßen subtil und fein in den natürlichen Dingen, daß sie – außer durch große Kunst – nicht genutzt werden kann; sie bringt nichts ans Licht, was in seiner Art vollendet wäre, sondern der Mensch muß es vollenden. Diese Vollendung heißt *alchimia*. Denn ein Alchimist ist der Bäcker, indem er Brot bäckt, ein Alchimist der Winzer, indem er den Wein macht, der Weber, indem er das Tuch macht. Wer dasjenige, was dem Menschen zum Nutzen in der Natur wächst, zu dem Ziel bringt, wohin es von der Natur bestimmt ist, der ist ein Alchimist. Seht aber, welche Niveauunterschiede es bei dieser Kunst gibt: wenn einer eine frische Schafshaut nehmen und sie ungegerbt als Pelz oder Mantel anziehen würde, wie grobschlächtig und unbeholfen ist das im Vergleich zum Kürschner oder Tuchmacher. Ebenso grob und unbeholfen ist es, wenn einer aus der Natur etwas nimmt und es nicht weiterbereitet, und mehr als grobschlächtig und unbeholfen, denn das geht Gesundheit und Leib und Leben an. Weshalb hierbei mehr Eifer einzusetzen und anzuwenden ist! Nun haben alle Handwerke der Natur nachgeforscht und haben ihre Eigenschaften erkundet, so daß sie nun bei all ihren Angelegenheiten verstehen, die Natur nachzuahmen und das Höchste, was in ihr ist, zum Vorschein zu bringen. Nur bei der Arzneikunst, wo das am allernötigsten wäre, ist das nicht geschehen; wie sie jetzt ist, ist sie die gröbste und unbrauchbarste Kunst. Wie kann es einen primitiveren Menschen geben als den, der das Fleisch roh frißt und die Haut ungegerbt umlegt und sein Dach unter dem nächsten Felsen findet oder im Regen bleibt? Und wie kanns einen gröberen Arzt geben, oder wie kann es primitiver zugehen in der Arzneikunst als derart, wie man in der Apotheke kocht? Es kann überhaupt nicht roher zugehen als bei diesem Herumschmieren und Durcheinandermatschen – Bescheißerei und Schäbigkeit in allen Sachen. So wie derjenige, der sich mit der rohen Haut bekleidet, ist auch so ein Apotheker ausgestattet! Da nun aber in der Zubereitung der Arznei der Grund, auf dem die Arzneikunst basieren soll, herbeigeführt wird, so wißt hiermit, daß dieser Grund aus der Natur hervorgehen muß und nicht aus den Köpfen von Spintisierern – als wenn sichs darum handeln würde, wie ein Koch Pfefferragout kocht! Denn das Vortrefflichste, der höchste Zweck bei dieser Bereitung ist erreicht, wenn dabei *philosophei* und *astronomei* begriffen werden, das heißt, die Natur der Krankheit und die der Arznei und wie man sie zusammenbringt, danach schließlich ist am allernötigsten zu wissen, wie du das, was du bereiten kannst, anwenden sollst. Denn die Natur zeigt dir bei den natürlichen Dingen selber an, wessen du dich dabei befleißigen sollst, damit du deine Arznei zur Wirkung bringst. So wie vom Sommer die Birnen und Trauben, so soll auch deine Arznei geführt werden, und wenn sie so geführt wird, dann wirst du mit deiner Arznei eine gute Wirkung erzielen. Wenn es also dahin kommen soll, daß eine Arznei wie der Sommer Früchte bringt, dann wißt, daß der Sommer das mit Hilfe der *astra* tut und nicht ohne sie. Wenn also die Gestirne das tun, so mußt du an dieser Stelle auch wissen, daß die Arzneibereitung so ausgerichtet werden muß, daß sie unter die Herrschaft der Gestirne kommt, denn *die* sind es, die das Werk des Arztes vollbringen. Nachdem sie es sind, so muß die Arznei in Beziehung zu ihnen verstanden werden und gradiert und geartet sein. Nicht sagen: das ist kalt, das ist heiß, das naß, das trocken, sondern sagt: das ist Saturnus, das ist Mars, das Venus, das der Polus, dann ist der Arzt auf dem rechten Weg. Und daß er es dann verstehe, den astralischen Mars und den gewachsenen Mars einander gefügig zu machen, zu *coniungiren* (verbinden) und zu vergleichen! Darin liegt nämlich der Kern, von dem außer mir noch kein Arzt, vom ersten an bis heute, abgebissen hat. Also derart ist das zu verstehen, daß die Arznei auf die Gestirne hin bereitet werden soll, und daß sie Gestirn wird; denn die oberen Gestirne machen krank und töten, machen auch gesund. Wenn etwas geschehen soll, so kann es ohne die Gestirne nicht geschehen. Wenn es mit den Gestirnen geschehen soll, dann auf die Weise, daß die Bereitung dahin gebracht wird, daß die Arznei gleicherweise durch den Himmel gemacht und zubereitet wird, wie die himmlischen Prophezeiungen und andre Taten des Himmels. Das heißt, ihr seht, daß die *astra* Prophetisches ankündigen, Regen und Gewitter etc. ankündigen, Tod, Krankheiten etc. von Fürsten etc. ankündigen, Schlachten, Krankheiten, Pestilenz, Hunger etc. ankündigen. Das alles kündigt der Himmel an, denn er macht es; was er macht, das kann er auch leicht ankündigen. Diese Dinge kommen von ihm; von ihm kommen auch die Künste, die sich auf dieses Wissen begründen. Nun aber – wenn sie kraft des Himmels sind, so werden sie auch durch den Himmel regiert und tun seinen Willen, auf daß dasjenige geschehe, was vorhergesagt und angekündigt ist. Also: diese benannten Dinge sind vom Himmel seinem Willen gemäß bereitet, und darum führt der Himmel sie. Deshalb sollt ihr auch bei den Dingen wissen: wenn die Arznei aus dem Himmel ist, dann muß sie, ohne jede Einschränkung, dem Himmel unterworfen bleiben und ihm Folge leisten und ihm zu Willen stehn. Wenn das aber so ist, dann muß der Arzt seine Methode mit den *gradus* und *complexiones*, den *humores* und *qualitates* (Grade, Temperamente, Säfte und Qualitäten) fahrenlassen, vielmehr muß er mit Macht die Arznei als den Gestirnen untertan erkennen; das heißt, er muß die Art der Arznei erkennen vom Gestirn her, daß nämlich oben und unten *astra* sind. Und weil die Arznei nichts vermag ohne den Himmel, so muß sie durch den Himmel geführt werden. So ist seine Führung nichts anderes als nur, daß du ihr den Erdenanteil wegnimmst; denn der Himmel regiert sie nicht, wenn sie nicht davon geschieden ist. Wenn du sie derart geschieden hast, dann ist die Arznei unter dem Willen der Gestirne und wird vom Gestirn geführt und geleitet. Das, was zum Hirn gehört, das wird zum Hirn durch Luna geführt, was zur Milz gehört, wird zur Milz durch den Saturn geführt, was zum Herzen gehört, wird durch Sol zum Herzen geleitet, und so durch Venus zu den Nieren, durch Jupiter zur Leber, durch Mars zur Galle. Und dergestalt gilt das nicht nur bei diesen Gestirnen, sondern auch bei allen andern – unmöglich, sie alle aufzuzählen.

Doch haltet dabei fest: was ist die Arznei, die du den Frauen für die Gebärmutter gibst, wenn sie dir Venus nicht dahin leitet? Was wäre mit der Arznei für das Hirn, wenn sie Luna nicht dahin führte? Und gleicherweise mit allen anderen: es bliebe alles nur im Magen und ginge durch die Eingeweide wieder ab und bliebe ohne Wirkung! Wenn dir der Himmel nicht günstig ist und deine Arznei nicht duldet, dann liegt darin die Ursache, daß du nichts ausrichtest. Der Himmel muß sie dir führen. Also liegt die eigentliche Kunst darin, daß du nicht sagen sollst: *melissa* (Melisse) ist ein Kraut für die Gebärmutter, *maiorana* (Majoran) ist für den Kopf; so sprechen die Unverständigen. Es liegt bei Venus und bei Luna; wenn du sie so haben willst, wie du beabsichtigst, dann mußt du einen günstigen Himmel haben, sonst geschieht keine Wirkung. Da liegt der Irrtum, der in der Arzneikunst überhandgenommen hat. Gib nur ein; hilfts, dann hilfts! Auf eine derartige medizinische Praxis versteht sich jeder Bauernknecht, dazu bedarf es keines Avicenna oder Galen. Aber ihr aus diesen Autoritäten geborenen Ärzte sagt: man muß *directoria* (Hilfsmedikament, das die Arznei den zu behandelnden Körperteilen zuführt) eingeben zum Kopf hin, zum Hirn, zur Leber etc. Wie könnt ihr derartige *directoria* geben, wenn ihr den Himmel nicht versteht? *Der* nämlich dirigiert! Und noch etwas habt ihr vergessen, und das erweist euch alle als Narren: Ihr wißt, was zum Hirn dirigiert, und zum Kopf, zur Gebärmutter, zum Scheißen und zum Seichen, ihr wißt aber nicht, was zur Krankheit dirigiert. Und wenn ihr auch wißt, was zur Krankheit dirigiert, dann wißt ihr nicht, wo sie liegt. Euch gehts mit den Hauptorganen, die ihr immer krank nennt, so wie den Pfaffen mit den Heiligen: die müssen immer alle im Himmel sein, wenn sie auch in der Hölle begraben sind; so müssen für euch alle Krankheiten in der Leber oder Lunge etc. liegen, auch wenn sie schon im Arsch stecken. Weil also der Himmel durch seine *astra* dirigiert und nicht der Arzt, so muß die Arznei dermaßen in Luftnatur gebracht werden, bis sie von den *astra* regiert werden kann. Denn welcher Stein wird vom Gestirn aufgehoben? Keiner. Aufgehoben wird nur das, was *volatil* (zum Fliegen befähigt) ist. Daran liegt es, daß viele in der *alchimei* ein *quintum esse* (ein 5. Wesen über die vier Elemente hinaus) gesucht haben – wobei das eigentlich nichts anderes ist, als wenn die vier *corpora* von den *arcanen* geschieden werden und dann ist das, was übrig ist, das *arcanum*. Dies *arcanum* ist ein *chaos* (hat Luftnatur), und die Gestirne können es führen wie der Wind eine Feder. Die Zubereitung der Arznei soll so geschehen, daß die vier *corpora* von den *arcanen* geschieden werden, und dann muß man das Wissen haben, welches das *astrum* in diesem *arcanum* ist, und dann, welches das *astrum* dieser Krankheit ist, welches das *astrum* in der Arznei gegen die Krankheit ist. Da setzt nun das Dirigieren ein; wenn du eine Arznei einnimmst, muß der Magen sie dir bereiten, und er ist der Alchimist. Wenn es dem Magen möglich ist, es dahin zu bringen, daß die *astra* sie annehmen, dann wird sie dirigiert, wenn nicht, dann bleibt sie im Magen und geht mit dem Stuhlgang ab. Was ist Höheres an einem Arzt als das Wissen von der Konkordierung beider *astra*! Denn da liegt der Grund aller Krankheiten. Dabei ist *alchimia* der äußere Magen, der dem Gestirn das Seinige bereitet – und nicht, wie die Leute sagen, die *alchimia* mache Gold und mache Silber! Die Absicht hier ist: mach *arcana* und richte diese gegen die Krankheiten; darauf muß es hinaus, wenn das der Grund ist. Denn alle diese Dinge leiten sich her aus der Anweisung der Natur und aus ihrer Erprobung. So wollen Natur und Mensch in Gesundheit und Krankheit miteinander verbunden und miteinander verglichen und zusammengebracht werden. Hier liegt der Weg der Heilung und Gesundmachung. Dies alles bringt die *alchimei* zur Vollendung, ohne sie kann das nicht geschehen.

Bedenkt nun aber, wenn die *arcana* Arzneien sind und die Arzneien sind *arcana* und die *arcana* sind *volatilia*, wie kann dann ein Schmierfink und Sudelkoch von Apotheker sich rühmen, Verwalter und Koch derartiger Dinge zu sein? Ja freilich, Verwalter und Koch für Pack. Wie groß muß die Narrheit bei den Doktoren sein, die in diesem Sauladen die Bauern herumführen und sie bescheißen und ihnen *electuaria, syrupi, pillulae, unguenta* (Auszüge, Sirupe, Pillen und Salben) geben, und ist in allem weder Grund, noch Arznei, noch Verstand, noch Wissen, und keiner von euch kann seinen Eid darauf ablegen, daß er der Wahrheit verpflichtet ist. Und genauso macht ihrs mit eurer Harnschau; da beschaut ihr den blauen Himmel und lügt und betrügt; ihr müßt selbst eingestehen, daß das meiste davon nichts ist als Geschwätz und Behauptungen und Mutmaßungen und keine Wissenschaft, wenn nicht gerade aus Versehen etwas stimmt. Genauso lügt ihr auch in den Apotheken und panscht und schmiert, und tragt so große Meisterschaft zur Schau, daß keiner etwas anderes denkt, als bei euch sei das Himmelreich – dabei ists der Abgrund der Hölle. Wenn ihr eure Pfuscherei fahren ließet und würdet den *arcanen* nachgehen, was sie sind und wer es ist, der sie dirigiert, und was Gestirne, Krankheit und Gesundheit sind, dann müßtet ihr damit begreifen, daß euer Grund nichts anderes als *fantasei* ist. Das ganze Vorhaben hier ist, darzustellen, daß der Grund der Arzneikunst zuletzt auf den *arcanen* beruht, und daß die *arcana* den Grund des Arztes vollenden. Darum, wenn in den *arcana* der letztendliche Grund liegt, so muß hier auch der Grund der *alchimia* liegen, durch die die *arcana* bereitet und gemacht werden. Deshalb begreift allein das: daß es die *arcana* sind, die die Tugenden und Kräfte sind, deshalb sind sie *volatilia* (zum Fliegen befähigt, flüchtig) und haben keine *corpora* und sind *chaos* und sind *clarus* (leuchtend, erlaucht, rein) und sind durchsichtig und sind dem Gestirn untertan. Und wenn du das Gestirn kennst und die Krankheit kennst, dann kannst du verstehen, wer dich führt und was etwas vermag. Die *arcana* beweisen es, daß nichts dran ist an den *humores, qualitates, complexiones*, an dem: und das ist *melancholia* und das ist *phlegma* etc. – sondern: das ist Mars, das ist Saturnus, und das ist das *arcanum Martis* und das *arcanum Saturni*! Das ist *physica* (Leibarznei; Naturbeschreibung und -erklärung)! Wer unter euch Zuhörern könnte einem solchen Grund feind sein? Nur eure Lehrmeister, denen geht es wie alten bemoosten Studenten.

Nachdem ein Arzt diese Dinge wissen soll, so steht es ihm wohl an, daß er das Wissen hat, was *calcinieren* (Glühen von Substanzen zur Austreibung flüchtiger Stoffe), was *sublimieren* (Verdampfen eines Stoffes ohne vorherige Verflüssigung und Verdichtung der

Dämpfe zu Sublimat) ist; nicht nur die Handgriffe, sondern was sich dabei verändert – worauf es mehr ankommt, als aufs erste. Denn diese Dinge, die bei der Bereitung wahrgenommen werden, führen zur Zeitigung, die die Natur oft nicht vollzogen hat. Und auf die Zeitigmachung muß der Arzt seine Kunst richten; er ist Herbst, Sommer und Gestirn, indem er sie vollenden muß. Das Alchimistenfeuer ist die Erde, der Mensch die Ordnung, die Dinge, an denen er arbeitet, sind der Samen. Und wenngleich alle Dinge auf der Welt als ursprünglich eines zu verstehen und gemeint sind, so sind sie doch am Ende mannigfaltig. Durch ein Verfahren werden alle *arcana* im Feuer geboren; das Alchimistenfeuer ist ihre Erde, und diese Erde ist zugleich die Sonne, und somit ist bei dieser zweiten Gebärung Erde und Firmament *ein* und dasselbe. Darin kochen sich die *arcana*, darin fermentieren sie. Und wie beim Korn, das in der Erde fault, ehe es wächst und in die Frucht geht, so vollzieht sich hier im Feuer die Zerbrechung: da fermentieren sich die *arcana* und legen die *corpora* ab und machen sich daran, aufzusteigen in ihre *exaltationes* (erhöhtes Sein, Steigerung), was während des *Calcinierens, Sublimierens, Reverberierens* (Erhitzen durch direkte Flamme), *Solvierens* etc. geschieht, und dann ein zweites Mal *reiteration* (Wiederholung), das ist die *transplantation*. Alle diese Tätigkeiten werden bewirkt durch den Lauf der Zeit; eine Zeit gehört der äußeren Welt an, eine Zeit dem Menschen. Wunderbar ist die Wirkung durch den himmlischen Lauf der Zeit. Wenngleich der Künstler (d. i. der Alchimist) sich selbst und seine Arbeit als köstlich ansehen kann, so liegt doch das Höchste darin, daß der Himmel ebenso köstlich zusammenkocht, *dirigiert, imbibiert, solviert* und *reverberiert* wie der Alchimist, und daß der Lauf des Himmels das Feuer im *athanor* (alchimistischer Ofen) in seinem Gang und Regiment unterweist. Denn die Tugend, die im Saphir liegt, gibt der Himmel durch *solution, coagulation, fixation* (Lösung; Gerinnung/Erstarrung; Festmachen einer flüchtigen Substanz). Wenn aber die Tätigkeit des Himmels so beschaffen ist, daß er durch diese drei Dinge gehen muß, bis ers zum Saphir bringt, dann muß auch die Zerbrechung des Saphirs durch diese drei Punkte gehn. Diese Zerbrechung geht so vor sich, daß die *corpora* weggenommen werden und das *arcanum* bleibt. Denn ehe der Saphir war, ist kein *arcanum* dagewesen, dann aber, wie dem Menschen das Leben, ist dieser *materia* das *arcanum* durch den Himmel gegeben worden. Dann muß aber das *corpus* hinweg, denn es hemmt das *arcanum*, so wie auch aus dem Samen nichts wächst, wenn er nicht zerbrochen wird, wobei dieses Zerbrechen nichts anderes als das ist, daß sein *corpus* fault und sein *arcanum* nicht. Genauso ist es auch hier beim *corpus* des Saphirs, nur daß es das *arcanum* empfangen hat. So geschieht seine Zerbrechung durch eben die Dinge, durch die er zusammengefügt worden ist. Das Korn auf dem Feld verrät keine geringe Kunst in der Natur, bis es in die Ähre geht. Denn da ist das Elixier und das höchste Ferment, das vor allem der Natur vorbehalten ist, dem folgt dann *digestio* (Auflösungsprozeß und Neubildung) und daraus sein Wachstum. Wer also die Natur bereiten will, wer ein Vollender der Natur sein will, der muß da durch, sonst ist er bloß ein Dreckskoch und Schmierfink und Aschenhocker. Denn die Natur will, daß die Bereitung durch die Menschen in jeder Weise so stattfinde wie bei ihr, das heißt, man soll nach ihrem Vorbild handeln und nicht nach dem der Tollhäusler.

Nun und wie *fermentieren* und *putrificieren* und *digerieren* und *exaltieren* denn die Apotheker und Doktoren? Gar nicht! Bloß einen Dreck durcheinandergerührt und zu fressen gegeben und die Leute sauber damit beschissen! Wer kann einen Arzt loben, der die Art der Natur weder kennt noch versteht? Wer soll ihm vertrauen? Wo doch ein Arzt nichts anderes sein soll als ein Natur-Kundiger und einer, der der Natur Eigenschaft, Wesen und Art erkennt. Wenn er nicht diese Dinge, wenn er nicht die Zusammensetzung der Natur kennt, was vermag er dann bei ihrem Wieder-Auflösen? Begreift, daß ihr auflösen müßt! Wieder zurückgehen! Alle die Werke, die die Natur vorangetrieben hat, von einer Stufe zur andern – die müßt ihr wieder auflösen! Und wenn ihr oder ich von dieser Auf-Lösung nichts wissen oder verstehn, sind wir nichts als Mörder und Würger, Hornochsen und Stümper!

Was wollt denn ihr, mit eurem Vorgehen, Gutes aus dem Alaun machen, in dem – für Leib- und Wundkrankheiten – außerordentlich starke geheime Kraft liegt? Wo ist derjenige, der ihn mit Apothekermethoden zur Wirkung bringen könnte entsprechend dem, was in ihm ist? Und so ists nicht nur beim Alaun, sondern auch bei der *mumia* (gewöhnlich: Mumienteile; bei Paracelsus: eine Art stoffgebundene Lebenskraft). Wo sucht ihr die? Jenseits des Meeres bei den Heiden? O ihr Dummköpfe, dabei liegts vor euren Häusern und innerhalb der Stadtmauern. Weil ihr aber die *alchimia* nicht kennt, kennt ihr auch nicht die *mysteria* der Natur. Meint ihr, weil ihr den Avicenna liegen habt und Savonarola, Valescus und Vigo (berühmte Ärzte und medizinische Autoren, arabischer, italienischer und spanischer Herkunft), deshalb wäret ihr perfekt? Das ist alles bloß Stümperei. Es kann niemand wissen, was in der Natur ist, wenn er die geheimen Kräfte nicht weiß. Zieht eure Doktoren und all eure Schriftsteller hinzu und sagt mir, was die Koralle vermag. Und wenn ihr es auch wißt, und wenn ihr von ihren Kräften viel und oft schwatzen könnt – wenn es an die Erprobung geht, dann seid ihr nicht imstande, auch nur das kleinste bißchen dieser Tugenden der Koralle vorzuweisen, und zwar deshalb, weil das Verfahren, das *arcanum* zu erlangen, nicht geschrieben steht. Erst wenn dieses Verfahren an sein Ende gekommen ist, sind die korallischen Tugenden da, aber ihr alle seid so einfältig, daß ihr meint, es sei nur ums Zerstoßen zu tun und ums *cribrentur et misceantur* (sie sollen gesiebt und gemischt werden!), *fiat pulvis cum zuccaro* (man mache mit Zucker ein Pulver!). Was Plinius, Dioscorides etc. über Kräuter geschrieben haben, das haben sie nicht erprobt, sie haben es von Edelleuten gelernt, die kennen viele Tugenden, und so haben sie mit diesem süßen Geschwätz auch Bücher gemacht. Tut das, was sie zaghaft schreiben! Erprobt es, und es ist wahr! Aber ihr wißt nicht, inwiefern es wahr ist, ihr könnt damit nicht zu Ende kommen und nicht die Schriften eurer Autoren erproben, wenn ihr euch auch rühmt, ihre Doktoren, d. h. ihre Jünger zu sein. Was schreibt Hermes oder Archelaos dem Vitriol zu? Große Tugenden! Und das ist wahr, die besitzt es. Ihr wißt aber nicht, welchergestalt sie in ihm sind – blau oder grün? Und ihr wollt Meister der natürlichen Dinge sein und wißt das nicht? Gelesen habt ihr es, so daß ihr wißt, daß es so ist, aber leider richtet ihr nichts damit aus. Was schreiben andere Alchimisten und *philo-*

sophi den Kräften des Mercurius zu? Viel! Und das ist wahr. Ihr wißt aber nicht, wie man es wahr machen kann. Deshalb hört auf mit eurem Geplärr. Ihr und eure Hohen Schulen seid auf dem Gebiet Anfänger. ABC-Schützen! Ihr tut nichts als lesen: Das ist in dem. Und das ist in jenem. Und das ist schwarz. Und das ist grün. Und weiter weiß ich nichts mehr, bei Gott. Und so find ichs geschrieben! – Wär es nicht geschrieben, so wüßtest du gar nichts! Meint ihr, daß ich meinen Grund dabei unrechtmäßig auf die Kunst *alchimia* setze, die mir das zeigt, was wahr ist und was ihr nicht zu erproben versteht? Muß eine solche Kunst nicht gut sein, die erprobt und an den Tag bringt? Und soll sie nicht zurecht der Grund der Arzneikunst sein, sie, die das Wissen eines Arztes erprobt, zeigt und bestätigt? Was meint ihr, wie soll man einen Arzt beurteilen, der sagt: es schreiben Serapion, Mesue, Rhases, Plinius, Dioscorides und Macer (antike medizinische und naturwissenschaftliche Autoritäten und Autoren griechischer, römischer und arabischer Herkunft) von der *verbena* (Eisenkraut), sie sei dazu und dazu gut – und du kannst gar nicht erproben, ob das wahr ist, was du sagst. Wie, meinst du, soll man das beurteilen? Ich weiß es. Urteile, ob das nicht mehr ist, wenn einer das zu erproben weiß, was wahr ist, was darin ist. Das kannst du aber nicht ohne die *alchimia*. Und wenn du sonst noch so viel liest und weißt, so ist dein Wissen doch kein Wissen. Wer, wenn er mein Werk liest, wird mir das verargen, daß ich dir das vorhalte und dir klar verdeutsche? Denn du erreichst die Kraft und die Tugend gar nicht, von der du redest und deren du dich rühmst. Sag mir doch, wenn der Magnet nicht ziehen will, was ist dann die Ursache? Wenn dir der *helleborus* (helleborus niger = Christrose) kein Kotzen verursacht, was ist dann die Ursache? Du weißt schon, was zum Scheißen und zum Kotzen hilft, aber was die Heilung angeht und die *arcanen*, die von allen berichtet worden sind – da ist dein Name Hase. Sag mir, wem soll man glauben, was Künste und Kräfte der natürlichen Dinge angeht, denen, die darüber geschrieben haben, aber nicht imstande sind, sie zu erproben, oder denen, die imstande sind, sie zu erproben, aber nicht darüber geschrieben haben? Ist es nicht so, daß Plinius nie etwas erprobt und erwiesen hat? Was hat er dann aufgeschrieben? Was er gehört hat von den Alchimisten! Wenn du das nicht weißt und Kenntnis davon hast, wer sie sind, dann bist du ein Kurpfuscher.

Wenn also so viel darauf ankommt, die *alchimei* hier – bei der Arzneikunst – gründlich zu kennen, so hat das seine Ursache in der großen, verborgenen Tugend, die in den Naturdingen liegt, die niemand offenbar ist, es sei denn, die *alchimei* mache sie offenbar und bringe sie hervor. Sonst ist es wie bei einem, der im Winter einen Baum sieht und ihn nicht kennt und nicht weiß, was in ihm ist, so lang, bis der Sommer kommt und alles nacheinander offenbart: jetzt die Sprößlein, jetzt die Blüte, jetzt die Frucht und was noch in ihm ist. Ebenso aber liegt die Tugend in den Dingen für den Menschen verborgen, und wenn der Mensch nicht durch den Alchimisten – wie durch den Sommer – ihrer inne wird, dann bleibt sie ihm unbekannt.

Weil also der Alchimist hierbei hervortreibt, was in der Natur ist, so wißt: andere Kräfte sind in den *locusten* (Sprossen), wieder andere in den *folii* (Blättern), andere in den Blüten, andere in den unreifen Früchten, andere in den reifen Früchten – und so wunderbar ist das, daß die letzte Frucht eines Baumes der ersten ganz ungleich ist, sowohl was die Form, als auch was die Tugenden angeht; die eigentliche Erkenntnis des Baumes muß also vom ersten Hervordrängen der Knospen bis hin zur letzten Frucht reichen. Denn so ist die Natur. Wenn die Natur so ist, wo sie sich offenbart, so verhält sich der Alchimist nicht anders bei den Dingen, wenn er dort, wo die Natur aufhört, ebenso fortfährt. Das *genestum* (Ginster) soll die Entfaltung seiner Natur in der Hand des Alchimisten erhalten, ebenso der *thymus* (Thymian), der *epithymus* (cuscuta epithymum = Quendelseide) und alle andern. Jetzt seht ihr, wie ein Ding nicht nur eine einzige Tugend, sondern wie es viele Tugenden hat. So wie ihr es an den Blumen seht, die nicht nur eine Farbe haben und gehören doch zu einem Ding, und jede ist ein Ding und jede Farbe ist, für sich genommen, aufs Höchste gradiert – so sind auch die mannigfaltigen Tugenden zu verstehen, die in den Dingen liegen. Es ist die Kunst und Art der *alchimei*, die Farben voneinander zu scheiden. Und so wie die Farben sollen auch die Tugenden entsprechend geschieden werden, und sooft sich die Farbe ändert, sooft ändert sich auch die Tugend. Denn im Sulphur sind Gelbe, Weiße und Röte, auch Bräune und Schwärze. Nun ist in einer jeglichen Farbe eine besondere Tugend und Kraft, aber andere Dinge, die auch diese Farbe haben, haben nicht dieselbe Tugend, sondern in denselben Farben andere Tugenden. Darauf beruht die Erkenntnis von den Farben, wie sie den Farben zusteht. Die Offenbarung der Tugenden geschieht allein durch die Form und die Farben; also zuerst durch die *locusten* (Sprossen), dann durch die *medullen* (Mark), dann durch die *frondes* (Zweige), dann durch die *flores* (Blüten), dann durch die *folia* (Blätter), dann durch die ersten Früchte, die mittleren und die letzten. Durch ein derartiges Vorgehen, wenn also die Tugenden dergestalt heraus-gereift werden, ändern sich auf den verschiedenen Stufen und bei der Vielfalt alle Tage und alle Minuten die Kräfte, die darinliegen. So wie die Zeit und nicht die *materia* den Holundersprossen die laxierende Kraft, aber nicht die *materia* gibt, so gibt die Zeit auch den Tugenden anders und immer wieder anders ihre Wirkkräfte. Und wie die Zeit den *acacii* (unreife Früchte des Schlehdorns, *prunus spinosa*) und anderen Gewächsen ihre *stipticitet* (zusammenziehende Kraft) gibt – und die soll nicht sein – so gibt es auch hier, in der *alchimei*, eine mittlere Tugend vor der letzten Vollendung. Denn diese Zeichen sind in der *alchimei* vornehmlich zu beachten, damit man zur Kenntnis der wahren Vollendung der Wirkkraft gelangt, zu deren Herbst, damit die Zeit der ausgereiften Tugend und die der noch unausgereiften Tugend jeweils zu ihrem Ende kommen – das führt zum rechten Verständnis in der Arzneikunst. Diese Reifungsprozesse verteilen sich nämlich dergestalt: einer in die Sprößlein, einer in die Zweige, einer in die Blüten, einer in das Mark, einer in die Säfte, einer in die Blätter, einer in die Früchte – und bei allen ist jeweils Anfangs-, Mittel- und Endzustand dreifach unterschieden: in *laxativa*, *stiptica* und *arcanen*. Denn die Dinge, die laxieren oder konstringieren, sind keine *arcana*, denn keines von ihnen ist zum Ende gebracht, sie verbleiben in den mittleren und Anfangskräften. Wie sehr gilt dieses Exempel allein vom Vitriol, den heutzutage die meisten kennen und den ich auch hier für mich hernehme, um ihn, wenn er seine Tugend offenbart, dabei nicht zu hemmen, sondern zu fördern. So gibt der Vitriol am Anfang seiner selbst ein *laxativum*, besser als alle *laxativa* und die stärkste *deoppilirung* (Reinigung) und läßt nicht ein einziges Glied am Menschen aus, weder außen noch innen, das nicht von ihm angesprochen würde. Aber das ist nur seine erste Zeit, die zweite gibt ihm die konstringierende Kraft. So stark er im ersten Zustand laxiert hat, ebenso stark konstringiert er jetzt. Noch aber ist sein *arcanum* nicht da, noch hat er nicht mit seinen Sprößlein, Zweigen, Blüten angefangen. Wenn er in seinen Zweigzustand kommt, was gäbe es dann für den *caducus* Besseres? Wenn er in die Blüte kommt, was wäre durchdringender – wie ein Geruch, der sich nicht verbergen läßt? Wenn er ans Fruchten geht, was wäre stärker zur Belebung der Wärme? Es ist noch so vieles in ihm, was an seinem Ort festgehalten werden soll. Nur das ist dargestellt, wie sich bei einem Ding die *arcana* vielfältig unterscheiden, und jedes Teil seine Zeit hat, und am Ende der jeweiligen Zeit stehen die *arcanen*.

So auch beim *tartarus* in der ersten Verwandlung – was übertrifft dessen *arcanum* bei *pruritus* (Juckreiz), *scabies* (Krätze) und allen entsprechenden Hautkrankheiten? Was die zweite zur Öffnung bei Verstopfung (nicht *laxation*), was die folgende bei der Heilung offener Wunden? Die *alchimei* eröffnet und lehrt solche Dinge. Warum soll dann nicht gerechterweise der Grund der Arzneikunst auf der *alchimei* stehen und dort die Kochkunst gelernt werden? Warum soll man nicht die Suppenpanscher und Drecksköche aus den Apotheken nach hinten setzen, die von einem solchen Verfahren weder etwas wissen noch verstehen und so saudumme Esel sind mitsamt ihren ganzen Doktoren, und so unverständig sind, daß sie solche Dinge für unmöglich halten und ansehen. Derart unwissend und ungebildet sind sie, daß sie noch nicht einmal die Anfangsgründe des Kochens kennen – und dann soll die Gesundheit aller Kranken bei so einem Suppenpanscher gesucht werden! Was kann man denn bei ihnen finden als nur das Interesse für Geld und Gut, obs nun nützt oder nicht, obs nun hilft oder verschlimmert... Ist es nicht recht und billig, einen derartigen

Schwachsinn aufzudecken? Nicht, daß sie mir folgen werden; denn sie werden sich nicht selber Schande zuschreiben, sondern der Neid und die Bosheit haben sie dermaßen im Griff, daß sie dabei beharren. Doch wer der Wahrheit nach will, der muß in meine *monarchei* kommen, in keine andere! Schaut doch her, ihr Leser und Hörer alle, über was für ein elendes erbärmliches Vorgehen alle Skribenten und alle, die heutzutage Ärzte sind, beim *caducus* verfügen, so daß sie nicht imstand sind, einen Kranken davon zu befreien! Soll es dann unbillig sein von mir, wenn ich solche Skribenten und Lehrmeister verachte, die wollen, man solle die Arznei gebrauchen, über die sie verfügen – und die taugt nichts! – und einer, der einen anderen Weg sucht, wodurch dem Kranken, fernab von ihrer Bescheißerei, geholfen werden soll, der soll ein Landstreicher, ein Polyphem, ein Narr sein? Die Wahrheit ist, daß all ihre Verordnungen, für den *caducus* und für andere Krankheiten ebenso – was Ursachen und Gründe angeht – erlogen sind; das beweist ihr Werk und bezeugen ihre eigenen Kranken, und ebenso die Natur selber und aller Grund, auf dem die Arzneikunst steht. Und so nicht nur hierbei, sondern sie wissen nicht eine *einzige* Krankheit durch sichere, tröstliche Arznei zu heilen, und dabei will Gott nicht so einen unsicheren, sondern er will einen sicheren Arzt haben. Wenn er beim Ackerbau, beim Steinmetzen etc. Gewißheit gibt, so noch viel mehr dem Arzt, von dem mehr abhängt als von allen andern; und da machen sie daraus einen ganz zweifelhaften Grund, und der stehe nur in der Hand Gottes ... Da muß also die Hand Gottes für die Unwissenheit dieser Bescheißerbande herhalten, und sie haben recht, bloß Gott hat unrecht; ihre Kunst wär schon recht, hätt Gott es nicht zunichte gemacht. Wenn das keine Bescheißer sind, dann gibt es überhaupt keine!

Hört nun also auf mich, wie sehr zurecht ich die *alchimei* als einen Grund der Arzneikunst nehme, nämlich deshalb, weil die stärksten Hauptkrankheiten wie *appoplexis* (Schlag), *paralysis* (Lähmung), *lethargus* (Schlafsucht), *caducus* (Epilepsie), *mania* (Wahnsinn), *phrenesis* (Wahnsinn), *melancholia, id est tristitia* (Schwermut) und andre mehr, nicht durch die Kocherei der Apotheker geheilt werden können. Denn sowenig man im Schnee

Fleisch kochen kann, sowenig kann durch die Kunst der Apotheker eine solche Arznei ihre Wirksamkeit erreichen. Denn wie ein jegliches Ding besondere Meisterschaft nötig hat in bezug auf das, zu dem es gehört, so müßt ihr auch hier bei den Krankheiten verstehen, daß zu ihnen besondere *arcana* gehören, deshalb sind dafür auch besondere Zubereitungen nötig. Von diesen Zubereitungen spreche ich; das ist so zu verstehen, daß die je besonderen *arcana* jeweils besondere Verordnungen benötigen und daß eine andere Verordnung eine andere Zubereitung nötig macht. Nun gibts in den Apotheken überhaupt keine *praeparaz* (Zubereitung), sondern bloß ein Durcheinanderkochen wie beim Eintopf, und bei diesem Kochen ertrinken die *arcana* und kommen zu gar keiner Wirkung; denn die Natur muß nach ihrer Art und Weise behandelt werden. Wie ihr seht, gibt es eine besondere Bereitung fürs Weinmachen, eine andere fürs Brotmachen, eine andere für Fleisch, für Salz etc., für Kräuter und andere Dinge, ebenso sollt ihr es auffassen, daß die Natur nicht Essen und Trinken, Fleisch und Brot in einem Brei zusammenrührt, sondern jedes besonders bereitet; das geschieht nicht ohne bedeutende Ursache, vielmehr aufgrund von vielfältigen Ursachen – ist hier nicht nötig, alles aufzuzählen. Wenn aber die Natur uns das derart vorahmt, und uns zu verstehen gibt, wie bei den Dingen eine Ordnung einzuhalten sei, dann sind wir damit auch genötigt, die Arznei gegen ihre Krankheiten anders und immer wieder anders zuzubereiten. Die Leber will trinken und fordert den Wein, das Wasser; nun schau dir an, wo an diesem Ort der Wein hergekommen ist und wie er geboren ist, bis er der Leber den Durst legt. Und eben auf diese Weise will der Magen essen; sieh nur, wie ihm das Brot und andere Speise mannigfaltig bereitet wird. Erwarte nichts anderes bei den Krankheiten; wenn du zur wahren Heilung kommen willst, mußt du auf ebensolche Unterschiedlichkeiten achthaben und dich nicht anders verhalten, als sei *apoplexia* (Schlagfluß) der Durst und müsse seine besondere Arznei bekommen, und somit auch eine besondere Zubereitung. Und so, als sei *caducus* der Magen und müsse wieder eine andere Arzneibereitung für das bekommen, was ihm nottut, wie der Magen. Und als sei *mania* den *vasa spermatica*

(Samengefäße) gleich, die das, was ihnen nottut, wieder auf andere Weise haben wollen, also sollt ihr auf anderem Weg andere Arznei und deren Bereitung für die *mania* finden. Ich werfe euch das deshalb zurecht vor, weil ihr so gute Arzneien habt und die *arcana* in der Hand habt, und durch die Quacksalberei laßt ihr sie verderben und ertrinken. Soll so etwas nicht gesagt und veröffentlicht werden? Damit dieser Irrweg vermieden werde und damit die Kranken zu den *arcanen* kommen, die ihnen Gott als Nothelfer geschaffen hat. Wißt nun also, daß es so ist, wie ich es behaupte und nicht, wie ihr behauptet! Demzufolge müßt ihr mir nach und nicht ich euch! Und wenn ihr noch soviel gegen mich aufbegehrt und herumplärrt, so bleibt doch meine *monarchei* bestehen, und die eure nicht! Darum ist es nur recht und billig, daß ich hier so viel über die *alchimei* schreibe, damit ihr recht erkennt und erfahrt, was an ihr ist und wie man sie verstehen soll: du sollst dir kein Ärgernis daran nehmen, daß dir weder Gold noch Silber dadurch zuteil wird, sondern es so ansehen, daß durch sie die *arcana* offenbart werden und daß die Irreführung der Apotheken dabei herauskommt, wie dort nämlich der gemeine Mann beschissen und betrogen wird. Die geben ihm was für einen Gulden und würden es nicht für einen Pfennig zurücknehmen: so gute Sachen haben die!

Wo ist einer, der dem widerspricht, daß in allen guten Dingen auch Gift enthalten ist und liegt. Es muß ein jeder zugeben. Wenn das aber so ist, dann ist meine Frage: muß man nicht das Gift vom Guten scheiden und das Gute nehmen und das Böse nicht? Ja, das muß man. Wenn man das aber tun muß, dann zeigt mir einmal, wie man das in euren Apotheken trennt! Ihr laßt alles beieinander. Damit ihr aber eure Einfältigkeit in dieser Sache verantwortet, daß ihr nämlich zugeben müßt, daß Gift da ist und darin liegt, und damit ihr verantwortet, wo es hinkommt, da sprecht ihr von *correctiones*, sie nehmen angeblich das Gift weg – wie bei den Früchten der *scammonea* (Windenart), und sind dabei weiterhin ein *diagridium* (purgierender Saft). Was für ein Korrigieren soll das sein? Bleibt nicht das Gift dasselbe nachher wie vorher? Und du sagst, du hättest korrigiert, das Gift sei nicht mehr schädlich. Wo kommts denn hin? Es bleibt im *diagridium*. Versuchs, überschreite die Dosis, schau, wo das Gift liegt, ob du es nicht verspürst. Genauso korrigierst du den *turbith* (Quecksilberturpeth) und nennst ihn *diaturbith*; das sind *correctiones*, wie sie den Bauern anstehn, wenn sie den Pferden was eingeben wollen. Versuchs, überschreite die Dosis, schau, ob du nicht das Gift findest! Korrigieren ist nehmen; das heißt korrigieren! Wenn einer böse ist und gesündigt hat und man straft ihn deswegen, dann hilft das kein bißchen länger, als es derjenige will, den man geschlagen hat. So sind auch diese *correctiones*; es hängt von ihnen ab, nicht von dir. Für einen Arzt ist nichts anderes von Bedeutung, als wie das Gift hinweggenommen werden kann. Das muß durch Scheiden (*separatio*) geschehen. Es ist wie bei einer Schlange, die giftig ist und doch eßbar ist. Nimmst du ihr das Gift hinweg, so kannst du sie ohne Schaden essen. So ist das auch bei allen anderen Dingen zu verstehen: die alchimistische Scheidung ist nötig. Und wenn die nicht vollzogen wird, dann wird deine Tätigkeit keinen Erfolg haben, es sei denn, daß dich mit Hilfe eines günstigen Himmels die Natur in deinem Amt vertritt – wenn es nach deiner Kunst ginge, wär alles umsonst. So muß das doch ein wahrhafter Grund sein, wenn das Gift hinweggenommen wird, was durch die *alchimei* geschieht. Denn es tut not, daß es so geschieht, wo Mars in Sol liegt, daß dann Mars hinweggenommen werde; daß, wo Saturnus in Venus liegt, Saturnus von der Venus geschieden werde. Denn so viele *ascendenten* und *impressiones* in den Naturdingen wirken, so viele *corpora* (Verleiblichungen, Verstofflichungen) sind auch in ihnen. Und was du an entgegenwirkenden *corpora* findest, die müssen alle hinweggenommen werden, auf daß alle *contrarietät* (Gegenwirkung) hinwegfalle und von dem Guten, das du suchst, hinweggenommen werde. Und so wenig das Gold gut und brauchbar ist, das nicht im Feuer gewesen ist, sowenig gut und brauchbar ist die Arznei, wenn sie nicht durch das Feuer geht. Denn alle Dinge müssen durch das Feuer hindurchgehn in eine neue Geburt, in der sie dann erst dem Menschen dienlich sind. Soll das dann nicht die Kunst und der Grund eines jeden Arztes sein, nachdem der Arzt nicht Gift, sondern *arcana* anwenden soll? Und alle Apotheken mitsamt ihren ganzen Präparationen – so viele das auch sein mögen – geben nicht einmal einen

Buchstaben her für diese Lehre, sondern ihr Korrigieren geht genauso vonstatten, daß man, wenn ein Hund in die Stube gepißt hat, den Gestank mit *trochisci* (Trochisken = Kügelchen aus Gummi, Zucker und Drogen) und Thymian oder Wacholderholz vertreibt. Ist dann nicht der Gestank noch drinnen wie vorher – auch wenn man ihn nicht mehr riecht? Kann da jemand sagen, der Gestank wäre »geschieden« und wäre nicht mehr da? Er ist da, wenn auch mit dem Rauch korrigiert; auf diese Weise habt ihr Rauch und Dreck zusammen. So korrigieren die Apotheker, sie überladen das *aloepaticum* (eingetrockneter Saft der Aloe als Leberheilmittel) mit Zucker, und so solls dann nichts mehr schaden; also ist der Zucker ihre ganze Kunst, und Honig und Enzian sollen als *correction* für den *tyriac* (Theriak; ein aus vielen pulverisierten Ingredienzien zusammengesetztes Medikament) herhalten. Sind das nicht plumpe Tricks? Und das sollen die Fürsten der Arzneikunst sein! Wer wäre so blind, daß er es nicht schmeckte, daß es *nichts* ist? Was ist ihre Vorstellung von der Arznei anderes als: Arznei ist so eine wohlschmeckende Latwerge, aus lauter Gewürzen, Zucker und Honig und anderen guten Sachen zusammengestellt, und es ist viel davon geschrieben worden! Und so schmierst du die Kranken mit der Arznei an, wenn sie nur wohlschmeckend ist. Erkennt selbst, daß das nicht der rechte Grund ist, wenn man einfach viele Dinge oder Stücke zusammensetzt und sie dem Quacksalber überantwortet, um sie zusammenzukochen. Weit ist das entfernt vom Grund der Arzneikunst und ist nichts als unnütze, hergeholte *fantasterei*.

Wie berichtet worden ist vom Grund der Arzneikunst, nämlich von der *philosophei*, der *astronomei*, der *alchimei*, so basiert auf diesen dreien aller Grund eines jeden Arztes, und wer nicht auf diese drei Gründe erbaut ist, den schwemmt ein jeder Regenguß hinweg. Das heißt, seine Arbeit nimmt ihm der Wind hinweg, nimmt ihm der Neumond hinweg, der nächste Regen weicht es ihm wieder auf. So urteile, nachdem ich die Arzneikunst auf so einen Grund setze, ob ich *gegen* die Ordnung der Arzneikunst Doktor bin oder ob ich ein Ketzer bin oder einer, der die Wahrheit zerbricht, oder ein verrückter Ochsenschädel? Ob ich meine Gegenpartei billig oder unbillig behandle? Mit welchem Fug und Recht sie sich gegen mich auflehnen? Ich kann gut sehen, daß keiner seinen Narrenkolben gern fallen läßt; jeder, dem der Kolben warm wird in der Hand, der behält ihn auch gerne drin. So machen es aber nur Narren. Der weise Mann soll den Kolben fallen lassen und etwas Besseres suchen. Was liegt mir an denen, ob sie mir nun folgen oder nicht? Ich werde sie nicht zwingen können. Aber öffentlich anprangern werd ich sie, daß sie sich durch ihre ganze Bescheißerei erhalten und daß ihr Grund im Fundament nichts als *fantasei* ist. Der zu den Kranken treulich und fromm ist, der der Natur nachfolgen will und ihrer Kunst, der wird mich nicht fliehen. Nun sind ja nicht einmal alle Christus nachgegangen, die zu seinen Lebzeiten lebten, viele haben ihn verachtet; warum sollte ich dann davon verschont sein, daß man mich verachtet? Ich hab wohl einmal genauso stark und eifrig wie sie ins selbe Horn geblasen, nachdem ich aber sah, daß nichts anderes als Töten, Sterben, Würgen, Krumm- und Lahmmachen, Verderben bewirkt wird und dabei herauskommt, war ich gezwungen, der Wahrheit auf einem anderen Weg nachzugehen. Darauf sagten sie, ich verstünde den Avicenna nicht, den Galen nicht und ich wüßte nicht, was die schrieben. Und sie sagten, sie verstünden es. Ihr Resultat daraus ist, daß sie erwürgt, gemordet, verdorben und gelähmt haben, und zwar mehr als ich. Da könnte ich genausogut sagen: ob man die Autoren versteht oder nicht versteht, spielt keine Rolle; sie taugen gar nichts, auf beiden Seiten. Je länger je mehr ich aber ihr und mein verderbliches Tun wahrgenommen habe, je länger je mehr war ich gezwungen, es mit Haß zu belegen, und so viel habe ich darin mitgemacht, daß ich befinden kann, daß es eine unnütze, zusammengestoppelte, hergeholte Bescheißerei ist. Das will ich aber hiermit nicht abschließen, sondern weiterhin in meinen Schriften zu verstehen geben, wie sehr und auf welche Weise alle Dinge fälsch und irreführend dastehen. Stelle auch je länger je mehr fest, daß nicht nur die Medizin, sondern auch *philosophei* und *astronomei* nichts taugen, wenn man sich den rechten Grund vor Augen führt – wie oben dargelegt. Das wird viel Gegnerschaft gegen mich erzeugen, wenn ich diejenigen verwerfe, die so lange Zeit als Magnifizenzen mit Glorienschein angesehen worden sind. Ich weiß, daß es einmal dazu kommen wird, daß diese Magnifizenzen von ihren Sockeln gestürzt werden, denn in ihnen ist nichts drin als *fantasei*, drum will ich es nicht an diesen Worten genug sein lassen, sondern weiterhin – immer wieder – darüber schreiben. Und wenn mir gleich die Hohen Schulen nicht nachfolgen werden! Das ist nicht mein Anliegen. Sie werden schon noch nieder genug werden! Ich will es euch dergestalt erläutern und vor Augen führen, daß meine Schriften bleiben werden und wahrhaftig bleiben werden bis zum Jüngsten Tag, und man wird erkennen, daß die euren voller Gift und Galle und Schlangengezücht sind, und sie werden den Leuten verhaßt werden wie die Kröten. Es ist nicht mein Anliegen, daß ihr übers Jahr stürzen sollt oder umgestoßen werden sollt, vielmehr sollt im Lauf der Zeit eure Schändlichkeit selbst offenbaren und durchs Sieb fallen. Nach meinem Tod werd ich mehr gegen euch ausrichten als vorher. Und wenn ihr auch meinen Leib freßt, so habt ihr nur Dreck gefressen: der Theophrastus wird Krieg mit euch führen ohne den Leib!

Aber diejenigen will ich ermahnt haben, die Arzt werden wollen, damit sie die Sache mir gegenüber klüger anpacken als ihre Lehrmeister und aus eigenem Streben und Urteilen die Sache zwischen mir und der Gegenseite bedenken, keiner Partei zu früh beipflichten und die andere verwerfen, sondern daß sie mit größtem Eifer erwägen, was ihr Ziel ist: die Gesundheit der Kranken nämlich. Wenn das aber eure Absicht ist, so laßt mich auch unter der Zahl derjenigen sein, die euch lehren, denn ich setze die Gesundheit der Kranken zum Ziel; mit welchem Grund und welcher Entschlossenheit, das hab ich schon beschrieben und werd ich täglich offen darlegen. Deshalb aber, weil ich allein bin, weil ich neu bin, weil ich deutsch bin – verachtet nicht deshalb meine Schriften und laßt euch nicht abspenstig machen! Denn die Kunst der Arznei muß aus ihnen kommen und durch sie erlernt werden, und sonst auf keinem anderen Weg. Ich will euch auch besonders ans Herz legen, daß ihr diese Arbeiten fleißig lesen sollt, die ich (mit Hilfe Gottes) fertigstellen will, nämlich ein Buch über die *philosophei* der Arzneikunst, worin der Ursprung aller Krankheiten kundgetan werden soll; und eins über die *astronomei* soll die Heilwege ausreichend verständlich beschreiben, und zuletzt eins von der *alchimei*, das heißt vom *modus praeparandi rerum medicinalium* (von der Art und Weise, wie Heilmittel zuzubereiten sind). Und wenn ihr diese drei durchlest und versteht, dann werdet ihr mir nachfolgen – auch diejenigen, die von mir abgefallen sind. Will auch damit nicht die Hände in den Schoß legen, sondern fort und fort, solange Gott gnädig ist, der *monarchei* Genüge tun, und zwar vornehmlich, was einige Schriften ganz besonders anlangt. Und wenn mir der Haß einiger Widersacher aus der Medizin und anderen Gebieten nicht so schlimm auf dem Magen läge, dann wäre diesmal das meiste abgeschlossen. Ich kann es auch genau voraussehen, daß die *astronomi* Einwände gegen mich haben werden, ebenso die *philosophi*, denn sie werden mich nicht verstehen, sie werden zu früh gegen mich schreien, und sie werden zuletzt wieder heimziehen. Laßt euch aber dadurch nicht abspenstig machen, sondern lest das ihrige unterdessen, bis meine Schrift auf dem Fuß folgt, dann werdet ihr herausfinden, was ihr haben wollt. Denn hier in dieser Schrift ist nur meine Absicht zu schreiben, auf welchen Grund ich die Arzneikunst setze und basiere, damit ihr bei mir wißt, was ihr auf mich und meinen Grund bauen könnt. Und ich führe es so für euch aus, damit ihr mich nicht auf Anweisung eurer Patres, Lehrmeister und Professoren etc. verwerft. Ihr sollt euch auch nicht von den gewöhnlichen Ärzten, den *scherern, badern, platterern* etc. (nicht-akademische Heilberufe) verführen lassen; die wollen als groß und mächtig angesehen werden und führen große Reden und Geschwätz, voller Ruhmredigkeit und Prahlerei, und dabei ist gar nichts dahinter. Das ist bei ihnen genauso, wie wenn die Nonnen Psalmen singen; die Nonnen nehmen die Psalmenmelodie und lassen Gesang ertönen und wissen weder *gickes* noch *gackes*. So ists bei den Ärzten auch: sie schreien und leiern ihren Sermon immer wieder herunter. Und wie eine Nonne vielleicht mal ein Wort versteht, danach aber zehn Seiten nichts mehr, so sind auch diese Ärzte. Mal treffen sie etwas, dann wieder lange nichts. Ermeßt das alles und erfahrt es an euch selber, dann könnt ihr selbst Richter darüber sein, auf welchem Grund einer fundiert ist, wenn er schreibt, obgleich es bei der Arzneikunst nicht eben vornehm zugeht und sich niemand ums Schelten kümmern sollte. Denn die Arzneikunst ist – was ihr Gewissen angeht – schlimmer als alle Hurenwirte miteinander! Und da wird gegeneinander gekeift, wie bei den Oblatenverkäufern! Das sind alles Zeichen für die Unwahrheit dieser Kunst. Die brauchen Neid und Haß und Hindernisse und dergleichen. Das ist ihre Kunst, wo einer dem andern etwas nachweisen kann. Auf diese Weise regiert sie der Teufel, von dem sie die Ordnung, die sie einhalten, bekommen haben, daran sollt ihr nicht zweifeln. Der Beweis: das viele Morden und Erwürgen geschieht nicht durch die Hand Gottes.

Der vierte Grund der Arzneikunst,
der *proprietas** ist

Nachdem nun genug zu den Wissensgebieten und Wissenschaften der Arzneikunst gesagt ist, auf denen jeder Arzt fußen und auf die er seine Profession begründen soll, so ist es jetzt notwendig, daß dieser Arzt noch einen Grund in sich hat, der im Hinblick auf die drei wesentlich ist; es ist der, der die drei auf seinem Grund zusammenhält und trägt, gemäß dem Willen Gottes, der die Arznei gegeben und geschaffen hat. Denn der Arzt ist nicht einer, der für sich selber Arznei macht, sondern nur für andere. So wie das Schaf nicht für sich selber Wolle trägt, sondern dem Weber und dem Kürschner gibt und wie es deswegen gelobt wird, daß es viel und gute Wolle trägt, so soll auch der Arzt sein – wie das Schaf – soll nicht sich, sondern andern nützen und geben, und soll dies Exempel nicht von sich weisen. Denn auch Christus ist so, als ein Lamm, durch Johannes Baptista dargestellt worden. Nun ist zutiefst notwendig, daß auch der Arzt ein Lamm sei, denn es liegen viele schlimmere Dinge im Arztsein verborgen, nämlich Mordhandwerk, Erwürgen, Krumm- und Lahmmachen, Verderben, Schinden, Diebstahl, Raub; all diese Dinge sind in einem Wolfsarzt. Wie ein Lamm oder Schaf soll der Arzt sein, der da aus Gott ist: wie ein Wolf ist derjenige, der die Arzneikunst ausübt wider Gott. Was für ein verfluchtes Tier der Wolf ist, entnimmt daraus, daß Gott den Wolf mit den Allerschlechtesten und Verdammtesten vergleich; mit gleichem Recht muß man diese Ausdrücke auch einem reißenden Arzt zulegen. Wer sind die reißenden Ärzte? Es sind die, die Arznei geben und mit voller Gewißheit wissen, daß sie weder etwas davon verstehn noch damit ausrichten, doch machen sie es des Geldes wegen. Die gleichen dem Wolf. Der nimmt die

---

* Eigenschaften des Arztes

Schafe und weiß wohl, daß sie nicht sein sind, aber er tuts aus Eigennutz. So ein Arzt ist ein Mörder, denn er wagt alles, ob nun die Kranken genesen oder sterben, damit er nur seinen Vorteil findet. Und wie ein Schaf im Wolfsrachen, so sind die Kranken in der Hand eines solchen Arztes. Die stehlen dem Kranken seinen Besitz, nehmen ihm Haus und Hof, fressen ihm das Seine auf, entblößen ihn und die Seinigen. Das ist Diebstahl und Raub! Wenn einer sich durch eine Kunst ernährt, die ganz unwahrhaftig und trügerisch ist, wenn er damit etwas einnimmt, ist das nichts anderes als Raub. Da wird gemordet und erwürgt, verkrüppelt und lahm gemacht! Und die Ursache all dieser Dinge ist, daß sie nichts davon verstehen, so nimmt alles seinen Lauf, wie der Wind das Segel treibt. Nicht so soll der Arzt sein, er soll nicht auf seinen Nutzen aus sein. Und wenn er etwas kann und versteht, so kann und versteht er es nicht deshalb, daß er damit zu Luxus, Pracht und Pomp gelangt und seine Frau mit goldenen Ketten behängen kann, so daß sie, die eine Bäurin, eine Magd, ein Dienstmädchen, vielleicht sogar einmal eine Hure gewesen ist, nun einer Gräfin gleicht, sich so hält und trägt, sich so kleidet und gewandet. Das sind alles reißende Wölfe. Die Arznei soll in einem Schaf wohnen oder in einem Lamm, damit sie mit einem so beschaffenen Gemüt, Treue und Herzen dargereicht und mitgeteilt werde und dafür Treue vom Kranken empfängt. Denn Treue ziemt sich auf Treue, Wahrheit auf Wahrheit, Gerechtes auf Gerechtes. Nicht Gerechtes auf Ungerechtes, nicht einen Wolfsarzt mit Treue bezahlen, nicht mit einem Kranken, der ein Lamm ist, den reißenden Wolf sättigen! Vielmehr sollen alle Dinge im Arzt anfangen; wenn sie am Anfang da sind, dann werden sie am Ende, d. h. beim Kranken, ebenfalls gefunden werden. Wo aber der Arzt die Ordnung umkehrt und ist ein Wolf und will ein Schaf haben, wo er ungerecht ist und will einen Gerechten haben, der ihm gibt, auch wenn er selbst dem Kranken nichts gibt, wo er will, daß der Kranke ihm treu ist und ist selbst untreu: Wo es so ist, da begreift, daß kein Fieber, kein Wind, kein Wetter im April wechselhafter ist oder verworrener durcheinandergeht, als das Durcheinander, das solche Ärzte anrichten, so daß niemand mehr erkennen kann, was es ist; sie mischen Treue und

Untreue, Falschheit und Betrug, Gutes und Böses durcheinander
– das Gemisch ist ärger als Galle und Zucker.

Ob ich nicht mit Recht die Redlichkeit des Arztes auch einen Grund und eine Säule der Arzneikunst sein lasse? Was ist die Redlichkeit des Arztes? Ja, ja, nein, nein – das ist seine Redlichkeit, darauf soll er sich begründen. Wenn also das Ja ein Ja sein soll, dann muß er so sehr die Arzneikunst auf ihrem wahren Grund kennen, auf daß das Ja ein Ja werde und sei; ebenso muß auch das Nein ein Nein sein. Darum muß er wissen, was das Nein der Arzneikunst ist. Folglich beruht die Redlichkeit eines Arztes auf der Kenntnis der Kunst, welche Kenntnis aus dem erwähnten, dargestellten Grund hervorgeht und herrührt, und ohne sie kann sich keiner als redlich in dieser Arzneikunst nennen und bezeichnen. Nun werdet gewahr, daß Gott unter allen Künsten und Fakultäten der Menschen den Arzt am liebsten hat, ihm befiehlt und gebietet. Wenn aber der Arzt von Gott dermaßen hervorgehoben und eingesetzt worden ist, so darf er schließlich kein Fasnachtsnarr sein, kein altes Weib, kein Henker, kein Lügner, kein Leichtfertiger, sondern er muß ein wahrhaftiger Mann sein. Denn sowenig Gott den falschen Propheten Schüler und Jünger überläßt, sowenig überläßt er solchen Ärzten die Arzneikunst. Denn ihr seht ja, daß die falschen Propheten, Apostel etc., Märtyrer und Beichtiger nicht grünen und vorankommen, sondern wenn sie sich ganz oben und alles zum Besten glauben, dann fallen sie, und all ihre Jünger erheben sich gegen sie und die eigenen Anhänger überwinden sie. Denn Gott läßt sein Wort und sein Geheimnis nicht durch einen Falschen verbreiten. Wenn er durch den Falschen ebensogern wirken würde wie durch den Arglosen, Gerechten und Wahrhaftigen, dann hätte er seine Apostel nicht auszuwählen brauchen, sondern hätte das dem Satan anbefohlen. Da es aber wider den Satan geht, und die falschen Propheten vom Satan sind, liegt es bei den Auserwählten Gottes. Und so werden die falschen Propheten, Apostel etc. und Märtyrer ausgeschlossen bei diesen Dingen, und all ihre Wunderwerke, Zeichen, Taten, Predigten, Lehren, Weissagungen werden alle verworfen und weder ihr Ja noch ihr Nein wird angenommen werden von Gott, sondern Gutes und Böses wird in den

Abgrund der Hölle gestoßen werden. Ebenso ist es hier auch bei der Arzneikunst zu verstehen, daß Gott damit nicht die Leichtfertigen begaben will, sondern er will, daß sie durch die Wahrhaftigen ausgeübt werde. Denn da Gott diese Kunst dem Menschen zum Nutzen geschaffen und gegeben hat – und niemand kann das abstreiten – so muß sie ganz auf der Wahrheit basieren, auf der gewissen Wahrheit, nicht auf einer zweifelhaften Kunst, sondern auf der gewissen Kunst. Denn Gott will, daß der Mensch wahrhaftig ist und nicht ein Zweifler oder Lügner, er hat die Wahrheit erschaffen, nicht die Lüge, er hat verordnet und geschaffen, daß der Arzt in der Wahrheit sei, nicht in der Lüge. Die Wahrheit nun ist seine Redlichkeit. Derart ist des Arztes Redlichkeit, daß er so standhaft und so wahrhaftig sein soll, wie die auserwählten Apostel Christi; denn er ist nicht weniger vor Gott als sie. Wenn aber Gott die Wahrheit ist und er den Arzt einsetzt, wie kann er ihn dann zu einem alten Weib oder zu einer Plaudertasche machen, er muß ihn vielmehr in die Wahrheit hineinstellen. Dahin soll die vierte Säule gesetzt werden. Denn wo sie nicht auf der Wahrheit steht, so ruhigfest wie Gott selbst, wo sie in der Luft hängt, da ist sie auf den Satan gebaut wie die falschen Propheten, die bringen die Leute auch dazu, das Maul aufzusperren, und wie die falschen Apostel, die tun auch Zeichen vor der Welt, und wie die falschen Märtyrer, die sich ebenso wie die rechten töten lassen, so wie die falschen Beichtväter beten und fasten ebenso wie die rechten. Doch haben sie deshalb nicht auf die Wahrheit Gottes gebaut oder auf Christus, sondern auf den Teufel und Satan; sie tun es durch ihn. Ebenso suchen sich auch diese Ärzte hervorzutun und ihre Kunst auszuüben, und dann sagen sie, wie die gerade erwähnten Fälscher: Wir sind aus Gott! Seht, was wir können! Seht, was wir tun! Da seht, wie Gott durch uns wirkt! Und sie verschweigen die Wahrheit, daß es durch den Teufel geschieht. Wenn ihr darauf achten würdet, welch seltsame Zeichen geschehn, dann würdet ihr darin auch erkennen, nicht durch euch, sondern durch denjenigen, der leidet wodurch euer Triumph und Erfolgsgeschrei geschieht.

Weiterhin: der Arzt soll einen starken Glauben haben. Denn der, der starken Glauben hat, der lügt nicht und ist ein Vollender

der Werke Gottes. Denn wie er ist, ist er das Zeugnis seiner selbst, d. h. du mußt einen ehrlichen, redlichen, starken, wahrhaftigen Glauben an Gott haben, mit deinem ganzen Gemüt, Herzen, Sinn und Gedanken, voller Liebe und Vertrauen. Auf solchen Glauben und Liebe wird Gott seine Wahrheit nicht von dir abziehen und wird dir – glaubhaft, offensichtlich und tröstlich – seine Werke offenbaren. Wenn du aber keinen solchen Glauben zu Gott hast, so wird dir an deinen Werken etwas fehlen und du wirst Mangel daran haben; und folglich wird auch das Volk keinen Glauben an dich haben. Daraus folgt, daß dem Volk offenbar wird, wie du zu Gott stehst mit deinem Glauben. Denn wenn sie dich unwahrhaftig, lügnerisch, unsicher und unwissend finden, dann haben sie volles Recht zu sagen, daß deine Sache nichts ist vor Gott und daß du in der Arzneikunst ein Fantast bist, und dann wird niemand von deiner Kunst nutznießen. Dann gehts so wie bei einem, der predigt und das Volk belehrt und ihm vieles sagt, und doch geht kein apostolisches Werk damit einher – es ist der tote Buchstabe. Denn diese Predigt läßt Gott nicht fruchtbar werden in den Schäflein oder Zuhörern, sondern nimmt es wieder von ihnen. Denn der, der so sät, ist nicht der rechte Sämann für den Acker und sät nichts außer Unkrautsamen; so verhält es sich bei den Ärzten ohne Grund. Da die Arzneikunst nichts als Wahrheit sein soll, so muß sie sich aus Gottes Wahrheit begründen und auf Gottes Wahrheit stehn, und nicht auf Lüge! Soll ich dann Unrecht haben, wenn ich den Grund dergestalt setze, daß Gott der Lehrer der Arzneikunst ist, und zwar, indem er sie erschaffen hat? Deshalb muß der Arzt den Glauben der Leute besitzen, dann hat er ihn auch bei Gott; denn von dir zu Gott, vom Volk zu dir – Gott will, daß alle Teile in der Wahrheit stehn und leben. Und alle Künste auf Erden sind göttlich, sind aus Gott, und nichts kommt aus einem anderen Grund. Denn der Heilige Geist ist der Anzünder des Lichts der Natur, darum soll niemand die *astronomei* lästern, niemand die *alchimei*, niemand die *medicin*, niemand die *philosophei*, niemand die *theologei*, niemand die *artisterei* (Kunstfertigkeit), niemand die *poeterei*, niemand die *musik*, niemand die *geomancei* (Wahrsagekunst mit Hilfe einer Handvoll Erde oder Steine bzw. durch

Beobachtung von Erdfalten, Gebirgszügen etc.), niemand die *auguria* (Weissagungen aus der Beobachtung des Vogelflugs, dem Verhalten von Tieren etc.) und die andern alle. Und warum? Was erfindet denn der Mensch aus sich selbst oder durch sich selbst? Nicht einmal den Hosenplätz, um ein Paar Hosen zu flicken! Was erfindet der Teufel? Nichts auf Erden, gar nichts, nicht so viel, daß man eine Laus auf dem Kopf fangen und knacken könnte! Was aber in uns gefunden wird, indem das Licht der Natur angezündet ist, dafür macht sich dann der Teufel zum Wegweiser und untersteht sich, alle Dinge, die Gott uns gibt, zu fälschen und zu Lügen und Betrug zu machen, woraus für alle Handwerke Hindernisse entstehen, die *alchimei* ist irregeleitet und unter lügnerische Zungen und falsche Lehrmeister gebracht worden, ebenso ist die *geomancei* auf einem falschen Grund angesiedelt, die *medicin* aus ihrem rechten Gleis gebracht worden. Und so hat der Teufel auch die *auguria* verfälscht. Er ist ein Lügner, und ganz Lüge, und Gott ist die Wahrheit. Und Gott gibt und lehrt uns die Wahrheit, doch der Teufel untersteht sich von Stund an, Gott dadurch zu schmähen und ihn zum Lügner zu machen, indem er diejenigen, die nur schwach an Gott glauben, verführt und sie in die Irre führt, auf daß sie von Gott abfallen, in jeder Kunst Lüge finden und so Gott strafen, und daß sie mit Lügen ihre Zeit hinbringen und herumgehn und suchen und grübeln und daß sie sterben, ohne die Wahrheit gefunden zu haben. So seht zu, daß der Arzt darauf acht hat: denn nicht auf des Satans Grund, sondern auf den Grund Gottes soll er bauen und soll in der Wahrheit unverrückt und stetig weiterwandern. Und ich tue kund und zu wissen, daß die Fakultäten und alle Ärzte in der Lüge wandeln und mit Macht darin beharren und die Lüge für einen Grund halten und ansehn und dabei bleiben. Und sie nennen sie Wahrheit – wo sie doch erlogen ist! Und so kommt es, daß der Vater der Lüge – der Satan – eine Säule der Arzneikunst ist, was doch Gott sein muß und nicht der Satan. Ob ihr auf einer solchen Säule gut steht, das merkt und erfahrt ihr dadurch, wie nah ihr Gott seid oder wie fern von ihm, wenn ihr diese Lügensäule Gott zuschreibt und so euch selbst dem Teufel ergebt und dessen Reich erhaltet.

Und nicht nur in den erwähnten, den Leib betreffenden Tugenden, sondern auch in anderen den Leib angehenden Dingen soll er sich rein und keusch halten, nicht die Arzneikunst zur Hoffart mißbrauchen. Denn dort wächst der falsche Arzt. Sobald der Arzt im Sinn hat, seinen Verdienst anders als mit reinem Herzen zu gebrauchen, steht er auf falschem Grund. Das ist kein Geld, das man den Huren bringt. Das, was den Huren davon zufließt, ist nicht aus dem rechten Grund gewonnen; denn Gott läßt nicht das Gut, das durch ihn gewonnen wird, den Huren und Gaunern zukommen und gedeihlich werden. Anders nämlich ist das Gut, das der Arzt gewonnen hat, anders das Gut, das ein Kriegsmann gewonnen hat, anders ist das Gut eines Arztes im Vergleich mit Königsgut – einen anderen Auftrag hat der König mit seinem Gut, einen anderen Auftrag der Arzt! Des Arztes Auftrag ist aber nichts anderes, als sein Gut in Ehrbarkeit zu verwalten. Wenn er es derart verwaltet, dann steht er auf gutem Grund. Wenn er aber davon abgeht, und sei es, daß er seine Ehefrau wie eine Hure ausstaffieren und seine ehelichen Kinder wie Prinzen herausputzen und hoffärtig ausstatten wollte, so ist sein Gut nicht aus dem guten Grund gewonnen, nicht aus dem Grund von Gott, sondern vom Teufel, der ihm Kranke erzeugt und zuführt und sie ihm auch gesund macht.

Was meint denn ihr Ärzte: wenn ihr schon von jemand die wahre Kunst lernt und seid Gauner und nützt sie zu Gaunereien – das ist vom Teufel! Die Kunst kommt von Gott, eure Handhabung und euer Treiben aber vom Teufel. Und wenn ihr nun damit viel gewinnt, dann ist es wie bei einem, der mit gestohlenem Gut gewinnt und mit gestohlenem Gut reich wird. Was ist so einer vor Gott? Ein Dieb. So verfügt ihr zwar über einige Künste, aber nicht als Arzt, sondern wie Leute, die sie beim Arzt gestohlen haben. Und weil euer Herz sich dermaßen durch Diebstahl ernährt, sich davon erhält und danach verlangt, so läßt Gott euch auch die Nahrung dergestalt zukommen. Aus Gott werden alle Menschen genährt und erhalten; Gott muß uns nähren, und sonst vermag uns niemand zu nähren. Das tut er so, wie es ein Herr mit seinen Knechten tut; je nachdem was einer für eine Gesinnung hat, wird er von ihm gehalten – so auch bei Gott. Will sich einer mit der Wahrheit nähren, so gibt ihm Gott in der Wahrheit genug und gibt ihm mit der Wahrheit seine Nahrung. Denn er ists uns schuldig, die Nahrung zu geben. Die gibt er uns, wie wir sie wollen. Wollen wirs mit Lüge, dann wird die Wahrheit bei uns Lüge und wir leben als Lügner. Gott gibt den Lügnern ihre Nahrung ebensogut wie den Wahrhaftigen, denn er muß uns alle nähren, Gute und Böse, wie er es denn mit der Sonne und Erde und allen Geschöpfen beweist. Also soll der Arzt rein und keusch sein und das so vollkommen, daß sein Gemüt nicht nach Geilheit, Hoffart, Schlechtigkeit etc. oder ähnlichem verlangt noch danach trachtet. Diejenigen aber, die solchen Lügen nachgehn, weisen lügenhafte Werke und verlogene Arbeit vor, und alles, was falsch ist, ist bei ihnen und sie nähren sich mit Lügen. Das ist kein Grund für die Arzneikunst, sondern die Wahrheit muß ihr Grund sein. Die ist rein und keusch. Und alle Früchte aus diesem Gut bleiben rein und keusch und haben keinen Makel an sich von Hoffart, Neid, Geilheit, Unkeuschheit, Vermessenheit, Pomp und Pracht, Ansehen, Spiegel etc. Wenn ich euch den Grund des Arztes darlege, sagt ihr darauf, ich sei verrückt, niemand verstünde, was ich sage, ich sei besessen. Und ich bin der Auffassung, daß ich es so darstelle, daß mans schon verstehen kann, aber ihr sagt, es gehöre nicht zur Sache. Fragt die Bauern danach, ob es nicht zur Sache gehört, oder ob es nicht vielmehr die *materia* ist, die euch zuwider ist!

Damit also der Arzt ganz werde und auf vollkommenem Grund stehe, so wißt, daß er bei allen Dingen mit der gemäßen Ordnung vorgehen soll. Es ist von der Gemäßheit zu schreiben, daß sie eigentlich *congruitas* ist, das heißt, es gilt, nach der von der Natur gesetzten Ordnung und nicht nach der der Menschen zu handeln. Denn der Arzt ist nicht dem Menschen untergeben, sondern – durch die Natur – allein Gott. Nun folgt daraus, daß diese Gemäßheit und Bestimmung der Ordnung aus dem Wesen des Leibes wie auch aus dem Licht der Natur hervorgehen soll. Denn der Leib hat ein Licht für sich selbst, von andrer Art ist das Licht der Natur. Diese zwei Arten von Licht sollen übereinstimmen. Weil also Gleiches zu Gleichem kommen soll – und das ist *congruitas* – so, daß eins das andre richtig ergreift, sich eins auf das andre reimt, so muß das Wissen vom Wesen des Leibes am Anfang stehen. Wenn der Leib ausgewachsen ist und erzogen, dann taugt er nicht mehr zum Arzt. Denn der ausgewachsene Leib ist anders und ist kein Kind mehr, in das Belehrung leicht hineingeht. Der fertig erzogene Leib ist ein in fremden Dingen ausgewachsener Leib. Derjenige ist ausgewachsen, der sich selbst empfindet; der ist fremd, der in ein Unbekanntes geht. Es ist das Wesen des Lichts der Natur, daß es dem Kind in der Wiege eingeht, daß es mit der Rute eingeschlagen wird, daß es mit den Haaren herangezogen wird, und derart geht es hinein, daß es kleiner als ein Senfkorn ist und den Senfbaum überwächst. Da nun der Senfbaum Vögel auf sich sitzen läßt, und ist doch der kleinste Same unter allen gewesen – was bedeutet das anderes, als daß jung in uns hineinkommt, was im Alter groß wird, und so groß, daß der Mensch nicht nur für sich da ist, sondern auch für alle andern. Und wenn der Mensch ein Baum werden und die Lehre Christi und das Exempel vom Senfbaum erfüllen soll, kann ja ein alter ausgewachsener Baum nichts mehr fassen und ist, im Vergleich zum Senfkorn, so gut wie tot. Wenn der nun aber tot ist und nichts mehr ist, und das Exempel ist auf ein Senfkorn gemünzt und nicht auf ausgewachsenes Holz und Äste! Wie kann aus einer alten Tanne eine Quitte wachsen? Oder aus einem alten Lorbeerbaum ein junger *sambucus* (Holunder)? Es ist unmöglich. Noch viel unmöglicher ist es, daß ein alter Korrector in einer Druckerei, ein alter *conventor* in einer Logiker-Burse oder ein alter Pater in einer Schule zum Arzt wird. Denn der Arzt muß wachsen; wie können die Alten wachsen? Sie sind ausgewachsen und verwachsen und vermodert, bemoost und verwickelt – daraus kann nichts als Knorren und Knüppel werden. Darum: wenn der Arzt auf einem Grund stehen soll, dann muß dieser in der Wiege gesät werden wie ein Senfkorn und muß darin aufwachsen so wie die Großen bei Gott, so wie die Heiligen bei Gott. Und müssen so wachsen, daß sie in den Dingen der Arzneikunst zunehmen wie ein Senfbaum, so daß sie alle überwachsen. So etwas muß in der Jugend anfangen und einwachsen. Wie solls denn in die alten Pater hineinwachsen, wo sie verwachsen sind; die kommen daher und die Zeit ist vorbei, haben nicht geblüht, haben nicht gesproßt, sind nicht geschossen, sind im März nie dagewesen, wissen vom April nichts, wissen nicht, ob der Mai blau oder grün ist, sind im Heumonat angekommen und wollen Frucht tragen. Das sind Zeitlosen – d. h. Kunstlose – die wachsen im Herbst. Deswegen wißt, daß da *congruitas* nötig ist, nicht, wie sie sie verstehen, sondern wie ich es lehre, daß nämlich das, was dem Leib eigen ist, mit dem, was dem natürlichen Licht eigen ist, zusammen aufwachsen muß, dann gleichen sie sich einander an. Denn der Mensch kann sie nicht zusammenfügen und – ordnen; dabei ist nichts in seiner Macht. So also soll der Grund sein und befestigt werden von Jugend an, und was nicht zur rechten Zeit gesät wird, aus dem wird auch kein guter Sproß. Das gibt dann Ärzte, die von wilden Apfelbäumen auf Weidenstöcke gepropft werden, die haben weder Kern noch Samen. Wenn man sie aber sät, dann werden sie zu dem, was sie werden wollen.

So darf es auch nicht fehlen, daß – wo der Grund eines guten Arztes ist – sich auch die Treue zugesellt, nicht die halbe, nicht die geteilte, nicht ein Stückwerk, sondern die ganze vollkommene Treue! Denn sowenig Gottes Wahrheit geteilt oder gemischt werden kann, sowenig geht das bei der Treue. Das sind Dinge, die sich nicht teilen lassen – sowenig wie die Liebe; und Treue und Liebe sind ein Ding! Worin liegt nun aber die Treue eines Arztes? Nicht nur, daß er den Kranken fleißig besucht, sondern ehe er den Kranken kennt, sieht und hört, soll er in die Treue eingetreten sein, d. h. soll mit Fleiß und Treue gelernt haben, was dessen Anliegen ist. Denn dabei wird am meisten gegen die Treue verstoßen, wenn einer nur lernen will im Hinblick auf prächtiges Auftreten, auf den Schein, das wissenschaftliche Geschwätz, auf den Namen – und sich damit zufriedengibt. Dann sind es Ungetreue und sind außerhalb der Liebe. Denn die Liebe ist hier Eigenliebe und wendet sich nicht zum andern. So einer lernt und gibt sich Mühe, um sich selbst zu nützen, nicht einem andern. Nun liegt die Treue darin, daß man etwas weiß und etwas kann. Wer nichts kann, der kann auch nichts mitteilen. Darum liegt sie im Lernen, damit man etwas kann. Wenn sie aber im Lernen liegt, im Erfahren, so muß damit angefangen werden, ehe die Kranken da sind. Wenn sie da sind, dann kann man die Treue erweisen; das ist dann das Werk der Treue. Was aber das Lernen und den Anfang des Wirkens angeht, so wißt, daß keiner Arzt werden kann ohne Lehre, ohne Erfahrung; kanns nicht in kurzer Zeit, braucht lange Zeit. Denn groß ist die Anzahl der Krankheiten, es sind sehr viele und vielfältige. Niemand wird zum Arzt ohne lange und eingehende Lehre und Erfahrung. Ebensowenig wie es blüht, eh der Mai kommt, wie man erntet, eh das Korn reift, wie es Wein gibt, eh es Herbst ist, ebensowenig können die Zeiten einer jeden Erfahrung verkürzt werden. Die Erfahrung muß von der Jugend bis ins Alter und fast bis in den Tod reichen; keine zehn Stunden bleibt jemand unbelehrt. Wie sollen dann die alten Pater, die erst in der Lebensmitte anfangen, bis zur Ernte und zum Herbst kommen? Es hilft nichts zu sagen: ich bin sonst schon sehr gelehrt in diesem und jenem! All diese Sachen dienen eben nicht der Treue zum Kranken, sondern fördern deinen Eigennutz. Du bist deinem Selbst treu und dem Kranken untreu. Aber nicht das, sondern die Arzneikunst sollst du verstehen, das ist die Treue zum Kranken! Das andre ist nur für dich und deine Frau, schwimmt wie Roßdreck zwischen richtigen Äpfeln. Der Grund, den du auf diese Art heranziehst, ist sandiger Grund, auf den du nichts bauen kannst noch darfst. Da aber ein fremder Grund hier in der Arzneikunst nichts vermag, sondern allein der Grund der lauteren Arzneikunst, wenn er von Jugend auf ein-gebildet ist, dann wißt ihr damit, wie hart und wie bitter es für einen Kranken ist, einem solchen Konventsvorsteher, Schulmeister, Sachwalter oder Pater – die alle nur Verzweiflung bewirken – als Arzt zu vertrauen, weil nämlich alle Handwerker, Schuhmacher, Kürschner etc., von Jugend auf in ihrem Metier erzogen sein müssen! Ebenso, mit noch mehr Eifer von frühester Jugend an Maler, Bildschnitzer, Goldschmiede! Wenn das für Handwerker gilt, dann noch viel mehr in der Arzneikunst, die mehr Lehrzeit braucht als sie alle. Und genausowenig, wie du einen befähigten und ganz hochgelehrten Magister aus Leipzig, oder einen von Wien, der ganz hochgelehrt ist, von der Hohen Schule nehmen und aus ihm, seiner Gelehrsamkeit entsprechend, einen noch geschickteren Schuhmacher machen kannst als dich selber, genausowenig gibt er auch einen geschickteren Arzt her, gibt einen tölpelhaften, keinen geschickteren. So wie ein Esel auf der Leier – so gut sind sie im Pulsfühlen und an der Stirn, ob sie brennt oder nicht. Darum begreift, ihr Ärzte, daß ihr so spät die Treue nicht bis zur Vollendung lernen oder ausüben könnt, und daß euch eure *sophisterei* und *philosophei* nichts hilft. Denn an euch klebt der Doktor außen dran wie an einem Bauern der Adel; dann heißts: ich bin adlig! ich bin Doktor! Wie wollt ihr alten Schreiberlinge treu werden? Ihr könnt doch auf eure alten Tage keine Treue mehr lernen; Saturnus ist in euch zu stark!

Weiter muß der Arzt kunstreich sein! Wer aber reich an Wissen und Können sein will, der muß in allem Erfahrung erworben haben, denn aus dem reichen Wissen geht der Grund deiner Kunst hervor – das ist nicht der Grund der Lehre, sondern der Grund deines medizinischen Kunstverstandes. Denn wie kannst du über etwas urteilen, wenn du es nicht von etwas anderm her beurteilen kannst? Einer der beurteilt, soll von außen her das Urteil beziehen, das er innen abgibt. Derjenige versteht die Kunst, der kunstreich ist und der, der das nicht ist, kann nichts darin beurteilen – denn nur von woanders her ist das zu verstehen, worüber man urteilen soll. Wie kann ein Arzt ohne dies Wissen und Können sein, wenn doch die größten *arcana* ihm bekannt und gegenwärtig sein sollen? Was ist denn der Kunstverstand eines Arztes? Er soll wissen, was den unempfindlichen Dingen nutzt oder schadet, was den *beluae maris* (Meerwunder), was den Fischen, was den *bruti* (vernunftlose Geschöpfe) angenehm oder unangenehm ist, was für sie gesund oder ungesund ist. Das ist Kunstverstand, der die natürlichen Dinge betrifft. Was weiter? Die Wundsegen und deren Kraft, weswegen oder aus was heraus sie das tun und was es sonst gibt; was *Melosina* ist, was *Sirena* ist, was *permutatio*, *transplantatio* und *transmutatio* (alchimistische Umwandlungs- und Steigerungsprozesse) sind, und wie man sie vollkommen verständlich begreifen kann; was über das Natürliche hinausgeht, was über die Art hinausgeht, was über das Leben hinausgeht; was das Sichtbare und was das Unsichtbare ist; was der Tod ist; was der Fischer braucht, was der Lederer, was der Gerber, was der Färber, was der

Metallschmied, was der Holzschmied wissen muß; was in die Küche gehört, was in den Keller gehört, was in den Garten gehört; was der Zeit gehört; was der Jäger weiß; was der Bergmann weiß; was einem Landfahrer ansteht, was einem Seßhaften ansteht; was in Kriegsläufen nottut, was Frieden macht; was für Geistliche, was für Weltleute Beweggrund ist; was ein jeder Stand tut, was ein jeder Stand ist; was der Ursprung eines jeden Standes ist; was Gott, was Satan ist, was Gift, was Gegengift ist; wie es sich bei den Frauen, wie bei den Männern verhält; was der Unterschied zwischen Frauen und Jungfrauen, zwischen gelb und bleich, zwischen weiß und schwarz und rot und hell bei allen Dingen ist, warum die eine Farbe da, die andere dort, warum kurz, warum lang, warum wohlgeraten, warum verfehlt – und was die *adepterei* (von *adipiscor* = erlangen; *Adepten* sind Menschen, die höhere, u. U. übernatürliche Kenntnisse erlangt haben) bei allem andern angeht. Nicht, daß das die Arzneikunst wäre, sondern eine der Arzneikunst anhaftende Eigenschaft. Ebenso wie es die Eigenschaft eines wahren auserwählten Apostels ist, daß er die Kranken gesund, die Blinden sehend, die Lahmen gerade macht und die Toten auferweckt – in der gleichen Art heften sich solche Dinge an den Arzt. Wie sollte denn so ein alter, in Ehren ergrauter Mann all diese Dinge erfassen, einer, der bei den *casus* und *tempores* müde geworden ist? Der schon viel Zeit brauchte, um nur die Namen zu lernen, die auf der Schulbank eingetrichtert werden sollten? Auf solchen Dingen steht der Grund der Arzneikunst, so daß der Arzt ein Wissen von diesen Dingen haben muß. Denn an einem Arzt ist mehr gelegen als an andern Fakultäten, an einem Arzt mehr als an andern entsprechenden Bereichen. Wenn aber mehr an ihm gelegen ist, dann ist er auch mehr, muß er auch mehr sein, muß er auch mehr wissen; denn er muß ein Vater von *philosophei* und *astronomei* sein. Wie können diese überalterten Schüler – Apotheker und andere –, die erst nach langen Jahren zur Arzneikunst kommen und den Doktorgrad erreichen, dabei gut bestehen und Grund unter den Füßen haben? Altershalber wärs nicht schlimm, aber was die Kunst angeht, da fehlts! Es ist keine Kunst, Doktor oder Meister zu werden; das bringt das Geld zuwege. Aber es ist eine

Kunst, Doktor und Meister wahrhaftig zu *sein*! Womit gebt ihr denn an, ihr Professoren und Doktorväter, wenn ihr von euren Schülern sprecht? Wenn einer davon Doktor wird, dann sagt ihr: er ist in Leipzig mein Schüler gewesen, hat Avicenna, Galen etc. bei mir gehört und über die Aphorismen des Hippokrates etc. und viele gute Sachen außerdem. Aber du und deine Sache gehören dabei nicht zum Guten! Was hat er also Gutes bei dir gelernt? Beidseitig lahm zu machen! Das wäre eher des Rühmens wert, wenn ein Doktor, ein Doktorvater, ein Lehrer etc. seine Hörer die *secreta* (Geheimnisse) der Wahrheit lehrte; dort liegt nämlich der Kern! Dann könnte sich der Hörer freuen und sagen: ich habs. Aber ach Gott, diese *secreta* gelten klein bei euch, so daß ihr euch ihrer schämt. Ihr laßt es gut sein mit den toten Büchern, aus denen noch nie ein wahrhafter Arzt erstanden ist. Wenn einer sich ehrlich seines Schülers rühmen will, muß er ihm mehr mitteilen als das Geschwätz von Avicenna und die Windbeuteleien von Galen und das *mare magnum* von Jacobus von Partibus.

Es können aber all die Dinge (hier wohl: diese Heilmittel und -verfahren) vom Kranken in ihrer Kraft gebrochen werden, denn ihr seht: alle Dinge, mit deren Hilfe etwas bewirkt oder eine Wirkung vollbracht werden soll, müssen auch dazu geeignet sein, wo nicht, wird auch nichts damit ausgerichtet. Nachdem aber so viel auf den Kranken ankommt, und wenn schon alles im Arzt vorhanden ist, so muß der Kranke doch bereit sein, die Heilung zu empfangen – ohne diese Bereitschaft kann nichts geschehen. Darum wißt, was im Kranken sein muß: eine natürliche Krankheit, natürlicher Wille, natürliche Kraft – mit diesen dreien kann der Arzt sein Werk vollbringen. Wenn aber etwas anderes als das Genannte im Kranken wäre, dann hat er keine Heilung durch den Arzt zu erwarten. Auch diejenigen, die Christus gesund gemacht hat, mußten bereit sein, die Heilung zu empfangen; keiner von denen, die nicht bereit waren, wurde je gesund. Um so mehr muß ein Arzt erkennen, ob seine Kranken die Bereitschaft haben, denn die Kraft des Arztes ist geringer als die Kraft Gottes. Durch Gott geschieht eine Austeilung an die Menschen und die Natur, und niemand kann ermessen oder ergründen oder erfahren, was einem jeglichen zugeteilt ist. Es ist etwas Großes bei Gott, den Menschen unbekannt. Dies betrifft aber nicht den Arzt, sondern nur das betrifft ihn, daß er nichts mit Gott verantworten soll. Denn niemand kann erkennen, wo Gott fördert oder hindert. Der Arzt soll Himmel, Wasser, Luft und Erde und aus diesen den *microcosmos* erkennen und für diese Erkenntnis mit seinem Gewissen einstehen, Gott nichts wegnehmen, aber auch nichts zulegen, vielmehr allzeit Gnade und Barmherzigkeit erwarten. Denn er hat der Sonne eine Finsternis geschaffen und dem Mond, er hat sie heißen stillstehn, hat die Sintflut über die Welt gehen lassen, hat den täglichen Reif und Hagel verordnet, ebenso legt er auch in all die Dinge seinen Willen und will nicht, daß sein Geschöpf – die Arznei – deswegen gelästert, geschmäht oder untauglich geheißen werden soll, vielmehr aller Kräfte voll. Da das hier sein Wille ist, so will er auch handeln seinem Willen gemäß und will der Natur ihre Kräfte nicht nehmen, sondern sie stillstehen lassen; so wie er der Sonne nicht ihren Schein nimmt, wenn auch Finsternisse kommen; aber während der Zeit, wo die Finsternis ist, während der Zeit sieht man nichts. Während der Zeit, wo Gott der Arznei einen solchen »Untergang« zufügt, schleicht der Tod herein und nimmt das Leben. Und dann, wenn er fort ist, dann scheint die Arznei wieder so hell wie zuvor – wie die Sonne. Denn Diebe stehlen bei Nacht. Man sieht sie nicht. Und es sind die geschicktesten Diebe, die so stehlen, daß man es nicht sieht. So schleicht der Tod herein in der Nacht der Arznei und stiehlt das Leben, den höchsten Schatz also, den der Mensch hat. Wenn Gott die Arznei nicht stillstehen ließe wie die Sonne zur Zeit des Josua – wer wollte dann sterben? Viele, denen er die Gesundheit nimmt, so wie er die Sonne hinter sich verborgen hat, die will er krank haben und will doch nicht, daß sie ihn dessen bezichtigen. Denn so geheim ist sein Wirken, wie wir es nicht für möglich halten, wir wissen davon nichts, empfinden etwas und wissen nicht, woher. Er will, daß wir der Arzneikunst unterworfen sein sollen, und dann, daß wir so arglos sind, daß wir nicht unsern Argwohn auf ihn heften oder werfen. So gutwillig sollen wir sein und mit einem solchen Herzen ihm gegenüber, daß wir ihm derartiges nicht zutrauen, sondern der Natur die Schuld geben und für und für mit seiner Arznei arbeiten im festen Glauben, daß alles, was der Arzt tut, von Gott getan – vollbracht oder verhindert – werde. Derart sollen Treue, Herz, Hoffnung und Vertrauen des Kranken zu Gott sein, auf daß er nicht zur Ursache der Finsternis werde, während der der Tod kommt, während der die Sonne weggezogen wird oder eine Sintflut überschwemmt. Denn hat er die Sünden der ganzen Welt nicht außer acht gelassen, wie sollte er da einen einzigen außer acht lassen, jedoch geschieht es in Stille und Verborgenheit. So offenbar und aller Kreatur bekannt damals die Sintflut war, so verborgen sind in der Folge seine Urteilsbeschlüsse, so daß also der Mensch, ohne daß Gott das Urteil spricht, von dieser Welt abscheidet.

Da der Arzt in so hohem Ansehen stehen und auf solche starken Gründe und Fundamente gegründet sein soll, so wisset damit auch, daß man mitnichten Arzt sein kann auf einem Grund außer den vier dargestellten Gründen. Und dann, da so viel auf den Arzt ankommt, daß Gott durch ihn wirkt und ihn haben will, und daß er Lob und Leid der Arzneikunst tragen muß; das Lob, indem er sich dessen erfreut, wodurch er Gott preist, und das Leid, das kommt, wenn ihm die Arznei unwirksam wird und ihm der Dieb den Kranken stiehlt. Gott läßt nicht zu bei einem falschen Arzt, daß er solche Freude oder solches Leid trägt. Deshalb wißt also, daß die Ärzte, die sich mit der Arzneikunst nur selbst durchbringen wollen, weiter nichts ergründen und erfahren. Was aber diese Ärzte, die Gott auch ernähren muß, ihrem eigenen Willen gemäß mit ihrer Lügnerei bewirken oder gar töten, davon will Gott nicht, daß es ihm zugelegt werde, sondern das soll demjenigen als Mord angerechnet werden: Freude und Leid sind hier gleich, sind etwas Arges und nichts Gutes. Und Gott will nicht, daß die Arzneikunst durch solche falschen Leute ausgeübt werden soll, deshalb tut es not zu sehen, auf welchem Grund und welchem Weg der Arzt wandeln soll. Und diesen halte ich euch mit Recht vor Augen, denn ihr wollt etwas sein, was ihr mitnichten seid und verwerft den Grund, auf den ihr bauen solltet, ohne den ihr weder stehen könnt noch Platz habt.

Jetzt habt ihr meine Abrechnung – wovon ich spreche und

schreibe und was mein Grund und der Grund derer ist, von denen ihr sagt, daß sie zu meiner Sekte gehören; wieviel ehrlicher und richtiger sind sie gegründet als ihr, die ihr nichts anderes wißt, als auf ein Papier zu zeigen, das im nächsten Wasser wegschwimmt und aus alten Hadern gemacht ist. Und so wie es aus Hadern ist, so sinds auch nur Hadern, die ihr darin findet, die Lehre von Hadern und Lumpen. Das Papier ist der Acker, in den nur Unkraut gesät wird und ihr seid Unkraut-Ärzte, denn ihr klaubt nur das heraus, was nichts taugt; das, was gut ist, das zertretet ihr. Nur weil das Unkraut dicker dasteht und mehr hermacht in seinem Aussehn als der Weizen, so füllts eure Apotheken, wird in Ehren gehalten und gibt euch den Namen. Und so wie eure *simplicia* sind, solche Doktoren seid ihr selber! Die sind faulig und angefressen, zu lang gelagert und wurmstichig, und niemand von euch weiß, was eigentlich drin ist. So wie ihr nicht wißt, was in ihnen drin ist, so weiß und findet man auch nichts in euch, außer dem, von dem die Apotheken sagen, daß es das Beste ist; das ist auch das Beste an euch. Und weil ihr auf so einen grundlosen Grund baut, so wißt ihr auch nichts. Und wenn nur ein bißchen Schweiß kommt, dann steckt ihr fest und wißt nicht, wo ihr dran seid und Doktor Helveter (d. i. Theophrastus, der Schweizer), den ihr verachtet, ist der Meister von euch allen. Und ihr lest und lest und lernt und lernt und könnt nichts! Was seid ihr anderes als welche von den Jungfrauen, die ihre Lampen verschwendet hatten und zu den andern kamen und leihen wollten? Genauso seid ihr Doktoren! All eure Salbenbüchsen sind verschwendete Lampen. Und wenn ein fremder Doktor kommt, dann sagt ihr: Lieber, lehre mich etwas, meine Lampen wollen nicht brennen. Ich hab kein Öl, ich hab keinen Saft und wieder ich! Und ein anderer, der auch nicht merkt, daß ihr Narren seid, der teilt mit euch; und wir erzeugen uns somit unsere Feinde selbst. Wenn wir aber nach dem Exempel der klugen Jungfrauen lebten und gäben euch nichts, und ließen euch Stadtärzte, Fürstenärzte und so weiter auf euren Polsterdecken sitzen und ließen euch selbst für euer Lampenöl etc. sorgen, dann würdet ihr gewahr, wohin ihr kommt. Und wenn wir Landstreicher (so nennt ihr uns doch?) nicht wären, wieviel Morde würden dann von euch begangen! Wie viele der Verpfuschten bringen wir wieder hoch! Und da ihr seht, daß so viel an der Erfahrung liegt, da schickt ihr euer Unkraut auch auf Wanderschaft, und habt auch schon das Wandern verfälscht und versaut, indem ihr jetzt nicht nur die Einheimischen, sondern Fremde und Einheimische bescheißt und betrügt. Will euch hiermit meinen Grund dargestellt haben in der Hoffnung, daß ihr eure Augen entsprechend auftut und erkennt, was eure Kunst und eure Arznei taugt; und will doch wenigstens die *auditores* ermahnt haben, so daß sie nicht auf euch hereinfallen. Dixi.

fischer perspektiven – fischer alternativ

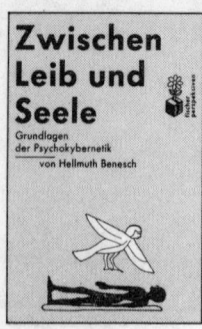
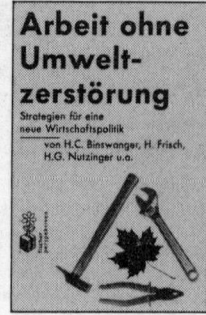
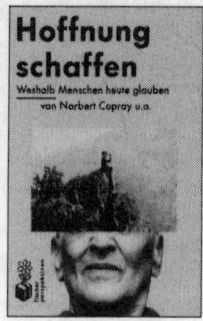

**Udo Beier
Fehlentwicklungen
im Konsum**
Eine Kritik des
Verbraucher-
verhaltens
*Band 4194
(in Vorbereitung)*

**Hellmuth Benesch
Zwischen Leib
und Seele**
Grundlagen einer
Psychokybernetik
Band 4186

**H. Chr. Binswanger,
H. Frisch,
H. G. Nutzinger u.a.
Arbeit ohne
Umweltzerstörung**
Strategien für eine
neue Wirtschaftspolitik
Band 4189

**Gerhard Breidenstein
Hoffen inmitten
der Krisen**
Krankheit und Heilung
unserer Gesellschaft
Band 10230

**Hans Bussmann
Computer
contra Eigensinn**
Was Kinder
dem Computer
voraus haben
Band 4180

**Rolf Cantzen
Weniger Staat –
Mehr Gesellschaft**
Freiheit – Ökologie
Anarchismus
Band 4175

**Rolf Cantzen (Hg.)
Anarchismus –
was heißt das heute?**
Aktualisierung einer
verschütteten Tradition
Band 10233

**Norbert Copray (Hg.)
Hoffnung schaffen**
Weshalb Menschen
heute glauben
Band 4184

**Herbert Heckmann,
H.-M. Gauger (Hg.)
Wir sprechen anders**
Warum Computer
nicht sprechen können
Band 4179

**Hansjörg Hemminger
Der Mensch –
eine Marionette
der Evolution?**
Eine Kritik an
der Soziobiologie
Band 4165

**Bernd Herrmann (Hg.)
Geschichte und Natur**
Historische Muster,
die Umwelt zu verstehen
Band 10232

**Mensch und Umwelt
im Mittelalter**
Band 4192

Fischer Taschenbuch Verlag